全国中等卫生职业教育规划教材

供中等卫生职业教育各专业使用

遗传与优生学基础

（修订版）

主　编　田廷科　赵文忠

副主编　李玉芳　孙志国　徐国华

编　者　（以姓氏笔画为序）

韦锦绣　柳州医学高等专科学校附属中等卫生学校

田廷科　濮阳市卫生学校

江新华　安徽省淮南卫生学校

孙志国　首都医学大学附属卫生学校

李玉芳　衡水卫生学校

赵　健　濮阳市卫生学校

赵文忠　郑州市卫生学校

徐国华　新疆昌吉职业技术学院

科学出版社

北　京

内 容 简 介

全书共分6章,包括绪论、遗传学基础、出生缺陷基础、遗传因素与优生、环境因素与优生、实现优生的重要途径——出生缺陷防治;按36学时编写,其中理论30学时,实验6学时。语言文字清晰简练、通俗易懂。章前列出"学习要点"概括本章教学大纲要求的主要学习内容;章内插有"重点提示",针对教学大纲要求,提醒或点拨需要掌握的关键内容、学习难点、易混概念等;章后附有"讨论与思考",引导学生对实际问题进行分析思考,学以致用。配套数字化教辅资料包括网络课程教学大纲、教学 PPT 课件,以及手机版APP,包括各章节知识点汇总、练习题、模拟卷等相关资料。

本书供全国中等卫生职业院校各专业使用。

图书在版编目(CIP)数据

遗传与优生学基础 / 田廷科,赵文忠主编. —修订本. —北京:科学出版社,2016

全国中等卫生职业教育规划教材

ISBN 978-7-03-048666-0

Ⅰ.遗… Ⅱ.①田… ②赵… Ⅲ.①医学遗传学-中等专业学校-教材 ②优生学-中等专业学校-教材 Ⅳ.①R394②R169.1

中国版本图书馆 CIP 数据核字(2016)第 127410 号

责任编辑:徐卓立 杨小玲 / 责任校对:何艳萍
责任印制:赵 博 / 封面设计:黄华斌

科学出版社出版
北京东黄城根北街 16 号
邮政编码:100717
http://www.sciencep.com

北京科印技术咨询服务有限公司数码印刷分部印刷
科学出版社发行 各地新华书店经销

*

2016 年 6 月第 一 版 开本:787×1092 1/16
2025 年 1 月第七次印刷 印张:8 3/4
字数:197 000
定价:**20.00 元**
(如有印装质量问题,我社负责调换)

全国中等卫生职业教育规划教材

教 材 目 录

（修订版）

全国中等卫生职业教育规划教材
修 订 说 明

　　《全国中等卫生职业教育规划教材(护理、助产专业)》在编委会的组织下,在全国各个卫生职业院校的支持下,从 2009 年发行至今,已经走过了 8 个不平凡的春秋。在 8 年的教学实践中,教材作为传播知识的有效载体,遵照其实用性、针对性和先进性的创新编写宗旨,落实了《国务院关于大力发展职业教育的决定》精神,贯彻了《护士条例》,受到了卫生职业院校及学生的赞誉和厚爱,实现了编写精品教材的目的。

　　这次修订再版是在前两版的基础上进行的。编委会全面审视前两版教材后,讨论制定了一系列相关的修订方针。

　　1. 修订的指导思想　实践卫生职业教育改革与创新,突出职业教育特点,紧贴护理、助产专业,有利于执业资格获取和就业市场。在教学方法上,提倡自主和网络互动学习,引导和鼓励学生亲身经历和体验。

　　2. 修订的基本思路　首先,调整知识体系与教学内容,使基础课更侧重于对专业课知识点的支持、利于知识扩展和学生继续学习的需要,专业课则紧贴护理、助产专业的岗位需求、职业考试的导向;其次,纠正前两版教材在教学实践中发现的问题;最后,调整教学内容的呈现方式,根据年龄特点、接受知识的能力和学习兴趣,注意纸质、电子、网络的结合,文字、图像、动画和视频的结合。

　　3. 修订的基本原则　继续保持前两版教材内容的稳定性和知识结构的连续性,同时对部分内容进行修订和补充,避免教材之间出现重复及知识的栅架现象。修订重点放在四个方面:①根据近几年新颁布的卫生法规和卫生事业发展规划及人民健康标准,补充学科的新知识、新理论等内容;②根据卫生技术应用型人才今后的发展方向,人才市场需求标准,结合执业考试大纲要求增补针对性、实用性内容;③根据近几年的使用中读者的建议,修正、完善学科内容,保持其先进性;④根据学生的年龄和认知能力及态度,进一步创新编写形式和内容呈现方式,以更有效地服务于教学。

　　现在,经过全体编者的努力,新版教材正式出版了。教材共涉及 33 门课程,可供护理、助产及其他相关医学类专业的教学和执业考试选用,从 2016 年秋季开始向全国卫生职业院校供应。修订的教材面目一新,具有以下创新特色。

1. 编写形式创新　在保留"重点提示,适时点拨"的同时,增加了对重要知识点/考点的强化和提醒。对内容中所有重要的知识点/考点均做了统一提取,标列在相关数字化辅助教材中以引起学生重视,帮助学生拓展、加固所学的课程知识。原有的"讨论与思考"栏目也根据历年护士执业考试知识点的出现频度和教学要求做了重新设计,写出了许多思考性强的问题,以促进学生理论联系实际和提高独立思考的能力。

2. 内容呈现方式创新　为方便学生自学和网络交互学习,也为今后方便开展慕课、微课等学习,除了纸质教材外,本版教材创新性提供了手机版 APP 数字化辅助教材和网络教学资源。其中网络教学资源是通过网站形式提供教学大纲和学时分配以及讲课所需的 PPT 课件(包含图表、影像等),手机版数字化教辅则通过扫描二维码下载 APP,帮助学生复习各章节的知识点/考点,并收集了大量针对性强的各类练习题(每章不低于 10 题,每考点 1~5 题,选择题占 60% 以上,专业考试科目中的案例题不低于 30%,并有一定数量的综合题),还有根据历年护士执业考试调研后组成的模拟试卷等,极大地提高了教材内涵,丰富了学习实践活动。

我们希望通过本次修订使新版教材更上一层楼,不仅继承发扬该套教材的针对性、实用性和先进性,而且确保其能够真正成为医学教材中的精品,为卫生职教的教学改革和人才培养做出应有的贡献。

本套教材第 1 版和第 2 版由军队的医学专业出版社出版。为了配合当前实际情况,使教材不间断地向各地方院校供应,根据编委会的要求,修订版由科学出版社出版,以便为各相关地方院校做好持续的出版服务。

感谢本系列教材修订中全国各卫生职业院校的大力支持和付出,希望各院校在使用过程中继续总结经验,使教材不断得到完善和提高,打造真正的精品,更好地服务于学生。

编委会

2016 年 6 月

修订版前言

全国中等卫生职业教育规划教材《遗传与优生学基础》(第 2 版)出版后,其使用得到全国各地卫生职业院校的大力支持,并且收到了使用本教材师生提出的一些宝贵意见。本次教材修订继续坚持"以就业为导向,以能力为本位,以发展技能为核心"的原则,在广泛深入调研的基础上,总结和汲取了上两版教材的编写经验和成果,认真细致地修改了原教材中存在的疏漏之处,引入了新知识、新方法,使教材更加适应中等卫生职业教育护理、助产及医学相关专业的教学需要和岗位需求。

本教材的主要任务是培养学生掌握临床工作中必需的遗传与优生基础理论、基本知识,培养学生具有一定的优生和遗传病防治的知识和技能,使他们具有初步的优生咨询和指导能力。本教材主要供中等卫生职业教育助产、护理专业使用,也可供其他医学相关专业使用。

本教材编排体例新颖。章前列出"学习要点",概括本章教学大纲要求的主要学习内容,有利于学生明确学习目标。章内插有"重点提示",针对教学大纲要求掌握的内容、学习难点、重要知识、易混概念等方面予以提醒或解释,强化重要知识,激发学生学习该课程的兴趣,使学生尽快掌握遗传与优生学的基本知识和基本技能。章后附有"讨论与思考",通过引导学生对实际问题进行思考和分析,学以致用,从而提高分析问题、解决问题的能力。教材还紧跟教育信息化发展趋势,制作了配套的数字化教辅资料,包括网络课程教学大纲、教学 PPT 课件,以及手机版 APP,各章节知识点汇总、练习题、模拟卷等相关资料,丰富了师生的教学实践。

本教材共分 6 章,内容包括绪论、遗传学基础、出生缺陷基础、遗传因素与优生、环境因素与优生、实现优生的重要途径——出生缺陷防治。通过把遗传学与优生学知识的有机融合在一起,论述了遗传学的基本知识、遗传因素和环境因素与优生的关系、出生缺陷干预的理论和方法。教材按 36 学时编写,其中理论 30 学时,实验 6 学时。

本教材参考并吸取了高等医学院校和中等职业学校相关教材、专著的研究成果,在修订过程中得到出版社、濮阳市卫生学校、郑州卫生学校、衡水卫生学校、首都医科大学附属卫生学校以及其他编者所在学校的大力支持,使教材编写顺利完稿,郑州市妇幼保健院徐广立博士给予了悉心指导,使本教材与临床紧密接轨,在此表示衷心感谢。

由于编者水平和学识有限,教材难免存在不足和纰漏,敬请使用本教材的师生及其他读者专家提出宝贵意见,以使教材修正完善。

编　者
2016 年 6 月

目　录

第1章

绪　论

学习要点

1. 医学遗传学的概念、研究范围
2. 医学遗传学的研究方法
3. 优生学的概念、研究范围
4. 优生学的发展史
5. 应用于优生学的辅助生殖技术

生一个健康聪明、无疾病、无残疾的孩子是天底下父母的共同心愿,是家庭幸福、民族昌盛、国家富强的大事。孩子的健康与否,受多种因素的影响,其中遗传因素是影响优生的重要因素之一。因此,要想防止出生缺陷儿,实现优生,必须了解和运用医学遗传学与优生学的基本知识和技术。

第一节　医学遗传学概述

一、医学遗传学的概念

什么是医学遗传学?让我们从大家熟知的遗传与变异现象说起。人们很早就注意到遗传与变异是生物界普遍存在的现象。中国有这样的古谚语:"种瓜得瓜,种豆得豆",这是说明生物具有遗传现象;"一母生九子,九子各不同",这又说明生物具有变异现象。遗传是指生物体子代和亲代相似的现象。遗传使生物亲子代间不仅形态外貌上相似,而且结构、生理、生化特征等方面都相似,以保证世代间的延续,保持物种的稳定。变异是指生物体子代与亲代之间、子代个体之间存在差异的现象。变异则通过改变物种的特性,推动生物不断地进化和发展。但如果变异超过了个体自身的忍受能力,打破机体原有的平衡,就会导致疾病发生,甚至致残、致死。

遗传与变异是生命活动的基本特征之一,也是生物界的共同特征。遗传学是研究生物遗传与变异的本质和规律的科学。人类对遗传与变异本质和规律的研究,是为了将研究成果应用于生产实践,能动地改造生物,更好地为人类造福。专门研究人类遗传与变异本质和规律的科学称为人类遗传学。医学遗传学是人类遗传学中一门重要的分支学科。

医学遗传学侧重于研究人类疾病与遗传的关系,主要研究遗传病的发病机制、传递规律、再发风险、诊断、治疗和预防等,以降低遗传病在人群中的发生率,提高人类的健康水平。医学遗传学也可以说是一门由遗传病这一纽带把遗传学和医学结合起来的边缘学科。

（重点提示）

①医学遗传学的研究对象是人类有关遗传的疾病,即遗传病。②遗传病的发病机制和预防措施是医学遗传学的研究重点。

二、医学遗传学的研究范围

随着医学科学和生命科学的发展,人类逐步从分子、细胞、个体和群体等各个不同层次去研究医学遗传学的各种问题,使其得以迅速发展,其研究领域逐渐扩大,已形成了一门由多个分支学科构成的综合学科。一般认为医学遗传学应包括下列各分支学科。

1. 细胞遗传学　用形态学的方法,研究人类染色体结构和数目畸变及其与疾病的关系,以及人类染色体的精细结构、畸变发生机制及频率等。

2. 生化遗传学　用生物化学方法研究人类基因的表达与蛋白质(酶)的合成,基因突变所致蛋白质(酶)合成异常与遗传病的关系等。

3. 分子遗传学　用现代分子生物学技术从基因的结构、突变、表达和调控等方面研究遗传病的分子改变,为遗传病的基因诊断、基因治疗等提供新的策略和手段。

4. 肿瘤遗传学　研究肿瘤发生的遗传基础、癌基因、抑癌基因的作用,为阐明肿瘤的发生机制及诊断、治疗和预防提供科学依据。

5. 其他分科　医学遗传学还包括优生学、群体遗传学、药物遗传学、免疫遗传学、发育遗传学、行为遗传学等分科。这些学科从不同角度研究人类疾病与遗传的关系。

三、医学遗传学的研究方法

对于病因不明的疾病,常应用以下研究方法,确定该病是否与遗传因素有关:

1. 群体筛查法　采用高效、简便、准确的方法,对某一人群进行某种遗传病或性状的普查。这种普查需在一般人群和特定人群(如患者亲属)中进行,通过患者亲属发病率与一般人群发病率相比较,从而确定该病是否与遗传有关。如果此病与遗传有关,则患者亲属发病率应高于一般人群发病率。而且发病率还应表现为一级亲属>二级亲属>三级亲属>一般人群。

2. 系谱分析法　在初步确认某种疾病可能为遗传病后,搜集其家族中全部成员的发病情况,绘制成系谱图,依系谱进行分析,往往可以确定为单基因病中某一种类型的遗传病。

3. 双生子法　双生子是指一次娩出两个胎儿,俗称双胞胎。双生子分2种:一种称为单卵双生(MZ),另一种称为双卵双生(DZ)。单卵双生是受精卵在第一次卵裂时形成的2个子细胞各发育成1个胚胎,故他(她)们的性别相同,遗传物质和表型特征也基本相同,外貌特征不易区分。双卵双生是由2个卵子分别与2个精子受精而发育成2个胚胎,故他(她)们性别不一定相同,遗传特征及表型仅有某些相似。通过比较单卵双生和双卵双生某种疾病发病的一致性差异,可以估计该病是否有遗传基础。

除上述研究方法外,还有伴随形状研究、种族差异比较、疾病组分分析、动物模型等研究方法。

第二节 优生学概述

一、优生学的概念

优生学诞生于19世纪80年代,是在进化论和遗传学发展的基础上建立起来的。优生学是指应用医学遗传学的原理和方法,改善人类的遗传素质,防止出生缺陷,提高人口质量的一门科学。

重点提示

优生学的目的是防止和减少遗传病和先天性缺陷儿的孕育和发生,它关系到人口素质的提高,掌握遗传与优生学知识和技能是助产专业学生必备的职业素质。

二、优生学的发展

(一)古代的优生思想与实践

优生的历史源远流长,优生意识由来已久。在生产力极其低下的原始社会,就有把生下来有严重畸形或残疾婴儿遗弃或处死的风俗,以保证氏族的旺盛,这是最原始的优生意识。在我国春秋战国时代的典籍《左传》中就有"男女同姓,其生不蕃"的记载,《礼记·内则》中指出"娶妻不娶同姓",表明对近亲结婚的危害已经有所认识和总结(在古代同姓往往有一定的血缘关系)。汉代文献中还有"有女不嫁消渴病(即现在的糖尿病)"的记载,说明祖先对遗传病患者不宜结婚和生育的道理也有所认识。汉书《冯勒传》中叙述了冯勒的祖父因为自己体矮,恐怕子孙都像自己,就给儿子娶了一个身材高大的妻子,生了冯勒,又高又大。说明当时人们已观察到身体高矮与遗传的关系,并且指出了通过择偶可控制这种遗传特征。

在国外,古希腊哲学家柏拉图(Plato)主张对婚姻关系加以控制和调节,达到生育健康优秀儿女的目的。古希腊哲学家亚里士多德(Aristotle)也主张政府应有干涉婚姻制度之权,并极力反对早婚,认为早婚的婴儿发育不良。古斯巴达的法律对过早、过晚和非法婚姻严加处罚。古斯巴达甚至实行过严格的选择后代的措施,对刚出生的婴儿进行体检,把身体有缺陷、畸形、孱弱不健康者,遗弃到附近山庄的一个弃婴场,任其自毙。古斯巴达对女性要求身体强壮,希望母亲健康、美丽、坚忍、果敢,从而生出健康后代。

古代的优生实践和优生思想,是人类进步的体现,也表明了优生的必然性和重要性。

（二）现代优生学的形成与发展

1883 年英国的人类遗传学家高尔顿（F. Galton）首次提出了优生学的概念,并创立了优生学这一学科。他把优生学定义为:"在社会控制下,全面研究能够改善或损害体力上和智力上的种族素质的多种动因的科学。"此后,高尔顿在伦敦大学建立了国家优生学实验室。优生学创立之后,很快在各国传播,出现了国际性的优生运动。

在高尔顿的优生观点中,也有其不当之处。如他过分强调智能的遗传性,宣扬种族有优劣之分。这种错误的观点曾被种族主义者所利用,使优生学走入歧途。第二次世界大战期间,德国法西斯主义者打着优生的旗号,推行种族歧视和种族灭绝政策,导致触目惊心的虐杀犹太人和吉普赛人的历史悲剧,使优生学蒙受了巨大的耻辱。第二次世界大战后,一些坚持立场的优生学家批判了种族主义的伪优生学。

20 世纪 50 年代前后,生化遗传学、细胞遗传学出现了一系列重大进展。1944 年艾弗里（Avery）和格里菲斯（Griffith）用肺炎双球菌转化实验证明了遗传物质是脱氧核糖核酸（DNA）。1953 年沃森（Watson）和克里克（Crick）构想了 DNA 双螺旋结构模型,标志着分子遗传学的开端,紧随其后的 30 年,分子遗传学在技术上得到迅速发展。

1956 年,蒋有兴（J. H. Tjio）和莱万（Levan）用低渗制片技术观察人胚肺组织培养细胞,首次正确鉴定人类体细胞染色体数是 46 条。1959 年,莱久因（Lejeune）发现先天愚型是由于细胞中多了一条 G 组染色体,即 21-三体;福德（Ford）发现先天性卵巢发育不全综合征患者的性染色体组成为 XO,雅各布（Jacob）则发现先天性睾丸发育不全综合征患者的染色体组成是 XXY,于是出现了染色体病这一术语。在染色体显带技术出现后,更多的染色体病不断被发现和报道。

1949 年鲍林（Pauling）首先指出镰状细胞贫血是一种血红蛋白异常的分子病,1956 年英格兰姆（Ingram）证明这种病的分子机制,是血红蛋白 β 链上第 6 位氨基酸由谷氨酸变为缬氨酸。1952 年,L. F·科里（Cori）和 G. T·科里的研究证明糖原累积症 I 型是由于葡萄糖-6-磷酸酶缺失所致;1953 年,杰维斯（Jervis）证明,苯丙酮尿症是由于苯丙氨酸羟化酶缺乏所致。现在已经发现的遗传性代谢缺陷有数百种,其中 1/3 已经明确是哪种酶的缺陷。

上述的研究成果开辟了医学遗传学的新天地,到目前为止已发现的遗传病有数千种,其中不少已经在染色体上、基因上以致分子结构上找出缺陷所在,为诊断和防治这些疾病提供了基础。1955 年底、1956 年初,几组研究者发现检查羊水细胞中的 X 染色质小体可以早期诊断胎儿性别。1960 年,里斯（Riis）等揭开了用羊水检查胎儿遗传性疾病的产前诊断新篇章。1967 年,斯蒂尔（Steele）等首先进行染色体病的产前诊断;1968 年,纳德勒（Nadller）发现测定羊水中酶的活性,可诊断遗传性代谢缺陷。1972 年,布洛克（Brock）等发现测定羊水中甲胎蛋白可诊断脊柱裂、无脑儿等神经管缺陷。这样一来,孕育于 20 世纪 50 年代、开发于 60 年代、发展于 70 年代的遗传咨询和产前诊断技术,为实现优生的目标提供了切实可行的措施。20 世纪 70 年代,人们把遗传咨询、产前诊断和选择性人工流产三者的结合称之为"新优生学",表明优生学在技术上的一个全新发展。

遗传学的进一步发展,使优生措施更加有力准确。20 世纪 90 年代人类基因组全序列测定的完成,有助于人们认识遗传病的发病机制。DNA 分子杂交技术的建立、聚合酶链反应的问世、DNA 测序自动化的应用,为遗传病的基因诊断、基因治疗提供了行之有效的手段。人工授精、胚胎移植的应用、重组 DNA 技术的发展为优生学注入了新的内容。现代医学及生物技术的发展大大促进了人们对出生缺陷和遗传性疾病的认识,同时也迅速提高了预防和治疗出生缺陷和遗传性疾病的可能性。近年来,随着对基因认识日新月异的发展,将导致出生缺陷预防、筛查、诊断和咨询范围的迅速扩大,特别是人类基因组计划的重大进展,预示着人类认识自身、改善或改变自身的新时代已经开始,掀开了优生学的新篇章。

(三)我国优生学的发展

20世纪20年代初优生学传入我国,生物学家陈长蘅、周树人是最早把优生学介绍给国内的学者。后来,著名优生学家潘光旦先生于1925~1926年赴美国冷泉港攻读优生学,回国后致力于中国的优生学研究和宣传,并有多种著作和译本,如《优生概论》《优生原理》《优生与民族》《优生与宗教》等。在他的影响和倡导下,许多高等院校开设了优生学课程,对当时中国优生工作的开展起到很大的推动作用。

新中国成立后,由于受苏联李森科遗传学说的影响,对遗传学和优生学作为伪科学加以全盘否定,被视为禁区。自20世纪60年代开始,随着生物学的发展,我国在人类遗传学和医学遗传学方面的研究取得了新成果,如人类胚胎染色体组型的研究,以及血型、血红蛋白异常等方面的研究,都有相应的发展。但十年动乱使这方面刚开展的工作又停了下来。

党的十一届三中全会以来,我国的优生工作开始走上正轨。1979年,在第一次全国人类和医学遗传学学术论文报告会上,吴旻教授第一次提出应重视优生学研究,并做了"关于优生学"的专题报告,旋即在限制人口的需要和医学遗传学广泛开展的背景下引起公众和有关方面的重视。1984年,召开了第一届"全国优生科学讨论会",并制定了优生规范。1986年卫生部颁布了《婚前保健工作常规》。1988年,成立了"中国优生学会",1989年,又成立了"中国优生优育协会",1992年,"中国优生学会"正式命名为"中国优生科学协会"。1994年,国家制定了《中华人民共和国母婴保健法》,原卫生部先后印发了《婚前保健工作规范》《孕前保健工作规范》《孕期保健管理办法》《产前诊断技术管理办法》《新生儿筛查管理办法》等,为优生工作的开展提供了法律保障。目前,我国优生学研究和优生工作已呈现一派欣欣向荣的景象。

三、优生学的研究范围

(一)优生学的2项任务

优生学有2项任务,一是降低不良的遗传素质,二是增加优良的遗传素质。根据研究任务的不同,优生学可分为正优生学和负优生学。

1. **正优生学** 又称演进性优生学,是指对人类优良性状和基因给以巩固、延续和发展,使优质人口增加,使下一代遗传素质超过上一代。除某些国家已在优生法中规定鼓励在体格和智力上优秀的个体生育更多的后代外,主要是使用人类辅助生殖技术,包括人工授精、胚胎移植、卵子赠送、重组DNA技术、克隆技术等。人工授精、胚胎移植、卵子赠送现已成功应用于临床实践,重组DNA技术和克隆技术还处于正在实验研究之中。正优生学属高科技领域,由于它受技术和条件的限制,并涉及社会伦理、道德观念、法律行为等诸多问题,这些技术的应用还存在争议。

2. **负优生学** 又称预防性优生学,是指预防不健康的、有遗传性疾病和先天性缺陷的患儿出生。目前采取的一些优生措施有婚前医学检查和指导、妊娠早期保护、遗传咨询、产前诊断、围生期保健等。负优生学是最基本、最现实的优生措施,它具有技术难度和费用不高,方便实施等优点。

重点提示

后面详细论述的遗传病预防和出生缺陷防治属于负优生学范畴。负优生学符合我国国情,也是提高人口素质的有效方法。

(二)优生学的4个领域

从优生学的历史发展和国内的具体情况看,优生学的学科体系应包括4个领域,即基础优生学、社会优生学、临床优生学和环境优生学,它们构成了现代优生学的完整学科体系。优生工作也是从这4个领域采取措施。

1. **基础优生学** 主要从生物科学和基础医学方面从事优生理论和技术的基础研究,探索导致出生缺陷的遗传因素、发生机制、检测手段,并提出预防措施,以达到优生的目的。诸如人类遗传学、医学遗传学、畸胎学、毒理学、出生缺陷流行病学等学科的有关研究,都属于基础优生学研究范畴。基础优生学偏重于生物学,以揭示优生和劣生的一般规律为主。

2. **社会优生学** 主要从社会科学的角度,把优生作为一项社会运动,进而研究人类实现优生的社会措施,其内容包括推动优生立法、贯彻优生政策、进行优生宣教、开展优生运动等,使优生工作群众化、社会化,以达到提高人口素质的目的。有关优生的社会学、人口学、法学、伦理学、政策学、经济学等方面的研究,都属于社会优生学的范畴。社会优生学偏重于社会学,以改变政策、法令、舆论、道德、教育、经济等人文环境为主。

3. **临床优生学** 主要从临床医学角度进行与优生有关的医疗措施研究。应用于优生的医疗措施包括绝育术、人工流产和中期引产术及避孕法、遗传咨询、产前诊断,同时还包括婚前医学检查、孕前保健、孕期保健、分娩监护、围生期保健、新生儿保健等。临床优生学偏重于医学,以针对母体和胎儿的医疗预防技术措施为主。

4. **环境优生学** 主要研究环境与优生的关系,包括环境污染对生殖细胞和胚胎发育的影响、劳动环境条件与优生的关系等,以及如何采取措施消除有害物质对母体、胎儿及人类生殖健康的影响。环境优生学偏重于人类生态学和预防医学,以改善人类的生活环境为主。

四、应用于优生学的辅助生殖技术

辅助生殖技术是指采用医疗辅助手段使不育夫妇妊娠的技术,包括人工授精、胚胎移植及其衍生技术等。

(一)精子库与人工授精

精子库是用生殖医学工程技术,将正常男子精子贮存备用的医学措施。将精子冷冻贮存在液氮罐内,因在冷冻过程中淘汰了一些发育不良的精子,所以采用精子库提供的精液受孕分娩的婴儿,发生畸形的机会较少。建立精子库可以治疗男性不育,使有性功能障碍或精液质量差的夫妇获得孩子。对有遗传性疾病的男性、近亲结婚、或有 Rh 因子(-)、ABO 血型不合等免疫问题者,亦可选用冷冻精子助孕。因患病必须应用某些药物、放射或手术治疗而产生绝育影响者,或因某种职业(如接触放射性物质)而影响生育者,可预先贮藏精液备用,当想妊娠时,可进行人工授精。

人工授精是指将男性的精液用人工的方法送入女性生殖道内,使精子与卵子自然结合,以达到妊娠的目的。人工授精主要用于男性不育症,也可用于优生,如丈夫有染色体异常、丈夫患有显性遗传病者及夫妇同为隐性遗传病携带者,可通过供精人工授精获得健康的孩子。目前随着技术水平的提高,还可以通过对精子进行优选,使后代的遗传素质更好,这使人工授精在优生领域将发挥重要作用。

(二)胚胎移植

胚胎移植俗称试管婴儿,即应用腹腔镜将已成熟的卵子从腹腔取出,在体外与精子受精,当卵裂进行到 4~8 个细胞时,将幼胚移植到子宫内,让其着床发育成胎儿。1978 年,世界首例"试管婴儿"在英国诞生。1988 年 3 月,我国首例试管婴儿在北京大学第三医院诞生。试管婴儿主要适用于输卵管性不孕、排卵障碍、部分子宫内膜异位症患者、男性因素(男方少、弱精子症)、免疫性因素不孕及不明原因不孕等患者。有遗传缺陷的育龄夫妇,不论是否不育,都可采用人类辅助生殖技术的供精、供卵、供胚或胚胎移植前遗传学诊断等方法,切断导致遗传病发生的有缺陷基因与异常染色体向后代传递,保证生育健康婴儿。

(三)卵子赠送与代孕

随着胚胎移植技术的发展,卵子赠送与代孕(代理母亲)成为一项新的辅助生殖技术。卵子赠送是指有正常生育能力的妇女将卵子赠与不育夫妇,使缺乏正常卵子的患者获得生育的机会。一般为赠卵人的卵细胞与受赠夫妇的丈夫的精子体外受精后,再将胚胎移植到后者女方的子宫内培育成胎儿。卵子赠送主要适用于:①女性卵巢功能衰竭或无卵巢;②女方患有遗传病或染色体异常;③绝经后孩子死亡。卵子赠送不仅给卵巢早衰的患者带来了福音,也给遗传病夫妇及高龄不育夫妇带来了希望。

代孕俗称"借腹生子",是指在女方完全丧失生育能力的前提下,将其卵子(或代孕方卵子)与丈夫的精子结合成受精卵,植入代孕方子宫完成整个孕育过程,并顺利生产的行为。由于某种原因妻子进行子宫切除而保留了卵巢,则可取出妻子的卵子和丈夫的精子进行体外受精,将受精卵培养到早期胚胎后再移植到代孕妈妈的子宫内,直至娩出婴儿。对于高龄妇女而言,如已经绝经无卵子或患有不能耐受妊娠的疾病(如严重心脏病、高血压等),但又期望获得自己丈夫的孩子,可通过代孕达成心愿。有的国家允许代孕,首先必须要有相关医学指征,我国目前禁止代孕。

讨论与思考

1. 简述医学遗传学的概念和研究范围。
2. 医学遗传学的主要研究方法有哪些?
3. 什么是正优生学、负优生学,各采取哪些措施?

(田廷科 赵 健)

第 2 章

遗传学基础

"这孩子的鼻梁像他妈,眼睛像他爸",这一直观、可感知的遗传现象,其遗传的物质基础可以从分子水平和细胞水平找到答案。"如果双亲都是双眼皮,其子女一定是双眼皮吗?"这一问题,可通过遗传学规律分析找到结果。只有了解遗传的物质基础和基本规律,才能对遗传信息的传递和遗传病的发生有明确认识。

第一节　遗传的分子基础

遗传学研究表明,核酸是遗传的物质基础,是生物遗传信息的载体。

一、核酸的结构与功能

核酸的基本组成单位是核苷酸,每个核苷酸分子由一分子含氮碱基、一分子戊糖和一分子磷酸组成(图 2-1)。组成核酸的戊糖分为核糖和脱氧核糖 2 类。

根据核酸中所含戊糖的种类不同,将核酸分成脱氧核糖核酸(DNA)和核糖核酸(RNA)2 类。

（一）DNA 的结构与功能

1. DNA 的分子结构 DNA 的基本组成单位是脱氧核苷酸,每个脱氧核苷酸由一分子含氮碱基、一分子脱氧核糖和一分子磷酸组成。含氮碱基分为嘌呤碱和嘧啶碱,嘌呤碱有腺嘌呤(A)和鸟嘌呤(G),嘧啶碱有胞嘧啶(C)和胸腺嘧啶(T)。组成 DNA 的核苷酸有以下 4 种:腺嘌呤脱氧核苷酸(dAMP)、鸟嘌呤脱氧核苷酸(dGMP)、胞嘧啶脱氧核苷酸(dCMP)和胸腺嘧啶脱氧核苷酸(dTMP)。一个 DNA 分子是由几千到几千万个脱氧核苷酸通过磷酸二酯键聚合而成的生物大分子。

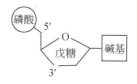

图 2-1 核苷酸的分子结构

1953 年,美国生物学家沃森和英国物理学家克里克提出了 DNA 分子的双螺旋结构模型,阐明了 DNA 的空间结构(图 2-2)。该模型主要内容如下:①DNA 由 2 条反向平行的多脱氧核苷酸链构成。一条链中的方向为 3′→5′,另一条链的方向为 5′→3′。2 链以脱氧核糖和磷酸形成的长链为基本骨架,围绕同一中心轴构成右手螺旋结构。②碱基在双螺旋内侧,双链上对应的碱基以氢键相连,其中 G 与 C 通过 3 个氢键配对(G≡C),A 与 T 通过 3 个氢键配对(A＝T)。DNA 分子中的这种碱基互补配对关系称为碱基互补规律。③双螺旋的直径为 2nm,每螺旋 1 周包含 10 个碱基对,螺距为 3.4nm,即相邻碱基对的平面间距为 0.34nm。

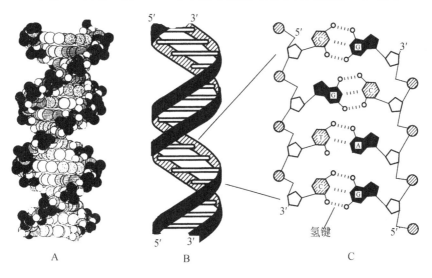

图 2-2 DNA 分子结构

重点提示

根据碱基互补规律,只要知道 DNA 分子中一条链的碱基排列顺序,就可推知另一条链的碱基排列顺序。

2. DNA 的功能 DNA 是生物的遗传物质,其主要功能是储存、复制和转录遗传信息。

(1)储存遗传信息:遗传信息是指 DNA 分子中特定的碱基排列顺序。DNA 链非常长,国际人类基因组计划得出人类基因组约含 30 亿个碱基对,即使最小的 22 号染色体也有 4900 万个碱基对。尽管 DNA 只有 4 种碱基,但这些碱基可以重复排列,因此,碱基的排列顺序千变万化,体现了 DNA 的多样性。假如某一段 DNA 分子含有 4000 个碱基对,则会有 4^{4000} 种不同的排列方式,说明 DNA 可贮存的遗传信息非常丰富。同时,特定的碱基排列顺序又决定了 DNA 的特异性,进而决定了生物的遗传性、多样性和特异性。

(2)复制遗传信息:DNA 复制是指以亲代 DNA 分子为模板,在酶的作用下互补合成子代 DNA 分子的过程。DNA 复制的主要步骤为:DNA 分子在解旋酶的作用下,把螺旋的双链解开成为 2 条平行的单链;在 DNA 聚合酶的作用下,分别以解开的单链(此时称为亲链)为模板,以周围环境中游离的 4 种脱氧核苷酸为原料,各自合成与亲链互补的子链;2 条子链分别与 2 条亲链螺旋形成 2 个子代 DNA 分子。新合成的 2 个子代 DNA 分子与亲代 DNA 分子完全一样,其中都含有 1 条亲链和 1 条新合成的子链,这种复制方式也称 DNA 半保留复制(图 2-3)。由此,DNA 分子的自我复制可将亲代细胞的遗传信息全盘复制给子代细胞,保证了遗传物质在世代相传中的稳定性。

(3)转录合成 RNA:转录是指以 DNA 分子的一条链为模板合成 RNA 的过程。转录时,DNA 分子在解旋酶的作用下发生局部解旋,然后在 RNA 聚合酶的作用下,以其中一条链为模板,按照"碱基互补配对"原则,互补合成 RNA 单链(图 2-4)。转录完成之后,DNA 重新恢复双螺旋结构。

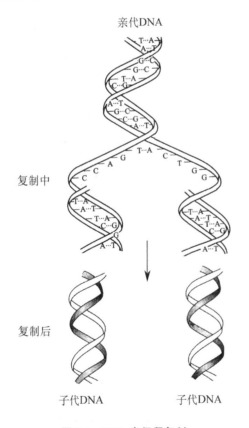

图 2-3 DNA 半保留复制

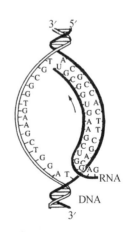

图 2-4 DNA 转录

重点提示

DNA是生物的遗传物质,其主要功能是储存、复制和转录遗传信息。遗传病的产生最终也是由于DNA序列改变引起的。

(二)RNA 的结构与功能

RNA 这种遗传物质与 DNA 不同,RNA 的戊糖为核糖,碱基为 A、G、C、U(尿嘧啶),因此,组成 RNA 的核苷酸是腺嘌呤核苷酸(AMP)、鸟嘌呤核苷酸(GMP)、胞嘧啶核苷酸(CMP)和尿嘧啶核苷酸(UMP)。RNA 与遗传信息的表达有关,根据功能的不同,分为信使 RNA(mRNA)、转运 RNA(tRNA)和核糖体 RNA(rRNA)3 种类型。

1. mRNA 呈伸展的线形单链,其作用是从细胞核内的 DNA 分子上转录遗传信息,带到细胞质中的核糖体上,作为合成蛋白质的指令,故称为信使 RNA。

2. tRNA 单链结构。但有些部分区段折叠成假双链结构,以至整个分子结构呈三叶草形(图2-5)。在蛋白质合成过程中,每一种 tRNA 只能特异地识别和转运一种氨基酸,把特定的氨基酸转运到核糖体上的特定部位,使之形成多肽链。

3. rRNA 单链结构,局部呈双螺旋状,是 3 种 RNA 中分子量较大的一类。rRNA 是构成核糖体的重要成分,而核糖体是细胞中蛋白质合成的基地。

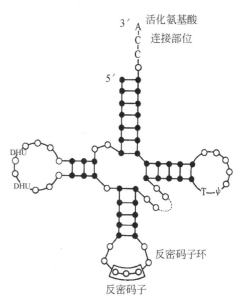

图 2-5 tRNA 分子结构

重点提示

3 种 RNA 均参与蛋白质的合成,它们在功能上分工合作,其中 mRNA 是蛋白质合成的模板;tRNA 为氨基酸的运载工具;rRNA 是构成核糖体的重要成分。

二、基　　因

(一)基因的概念

随着分子生物学和分子遗传学的迅猛发展,人们对基因的认识逐渐深入。目前普遍认为基因是具有特定遗传效应的 DNA 片段,是遗传功能的基本单位。所有的生命现象,如生物生长、发育、生殖、遗传、变异等,均与基因有直接或者间接的关系。

(二) 真核生物基因的结构

原核生物的基因绝大多数是连续编码的 DNA 分子片段,而真核生物的基因则相对复杂,根据功能可以分为结构基因和调控基因,其中结构基因又由编码区和侧翼序列(非编码区)2 部分组成(图 2-6)。

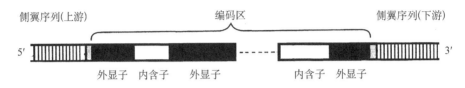

侧翼序列(上游)　　　　　编码区　　　　　侧翼序列(下游)

外显子　内含子　外显子　　　内含子　外显子

图 2-6　真核生物基因结构

1. **编码区**　编码区是指能转录相应 mRNA,并且指导合成多肽链的 DNA 区段,包括外显子和内含子。外显子是指真核细胞的结构基因中具有编码功能的 DNA 序列,两个外显子之间的非编码 DNA 序列则称为内含子。外显子和内含子在编码区相间排列,使得外显子被内含子分隔开,呈现镶嵌排列的断裂形式,称为断裂基因。不同类型的结构基因,其大小以及外显子和内含子的数目相差悬殊。例如,人血红蛋白 β-珠蛋白基因含 3 个外显子,2 个内含子,长度为1700bp,而人假肥大型进行性肌营养不良基因含 75 个外显子,74 个内含子,长度为2300bp。

2. **侧翼序列**　侧翼序列是指两端外显子的外侧不被转录的非编码区。在侧翼序列中,有一些能对基因表达起到调控作用的 DNA 序列,称为调控序列,主要包括启动子、增强子、终止子等,对 DNA 的有效转录起到调控作用。

(三) 基因的表达

基因表达是把储存在 DNA 序列中的遗传信息经过转录和翻译,转变成具有生物活性的蛋白质分子,从而决定生物性状的过程。

1. **转录**　转录是指在 RNA 聚合酶的催化作用下,以 DNA 分子的一条链为模板互补合成 RNA 的过程。对于任何一个特定的基因来讲,DNA 的两条链中只有一条具有转录功能,能够以此为模板转录形成 RNA,故称为模板链(反编码链),另一条互补链则称为编码链。编码链与转录产物的碱基序列相同,差异在于 DNA 中的 T,转录为 RNA 后相应位置为 U。转录主要在细胞核内完成,转录产物有 3 种:mRNA、tRNA 和 rRNA。其中,mRNA 进入细胞质后能够作为模板指导蛋白质的合成。

2. **翻译**　以 mRNA 为模板指导合成多肽链的过程称为翻译。通过翻译,遗传信息由 mRNA 的碱基序列转变成多肽链的氨基酸序列。mRNA 是由 4 种碱基(A、U、G、C)组成的,不同的 mRNA 碱基组成和排列顺序是不同的,那么它是如何决定 20 种氨基酸参与蛋白质的合成呢?

1961 年,克里克等发现了遗传密码。mRNA 上 3 个相邻碱基决定多肽链中的 1 种氨基酸,这 3 个碱基称为密码子,总共有 $4^3 = 64$ 种密码子。所有的 64 种密码子总称遗传密码(表 2-1)。

表 2-1　遗传密码表

第一碱基 (5′)	第二碱基				第三碱基 (3′)
	U	C	A	G	
U	UUU 苯丙氨酸	UCU 丝氨酸	UAU 酪氨酸	UGU 半胱氨酸	U
	UUC 苯丙氨酸	UCC 丝氨酸	UAC 酪氨酸	UGC 半胱氨酸	C
	UUA 亮氨酸	UCA 丝氨酸	UAA 终止信号	UGA 终止信号	A
	UUG 亮氨酸	UCG 丝氨酸	UAG 终止信号	UGG 色氨酸	G
C	CUU 亮氨酸	CCU 脯氨酸	CAU 组氨酸	CGU 精氨酸	U
	CUC 亮氨酸	CCC 脯氨酸	CAC 组氨酸	CGC 精氨酸	C
	CUA 亮氨酸	CCA 脯氨酸	CAA 谷氨酰胺	CGA 精氨酸	A
	CUG 亮氨酸	CCG 脯氨酸	CAG 谷氨酰胺	CGG 精氨酸	G
A	AUU 异亮氨酸	ACU 苏氨酸	AAU 天冬酰胺	AGU 丝氨酸	U
	AUC 异亮氨酸	ACC 苏氨酸	AAC 天冬酰胺	AGC 丝氨酸	C
	AUA 异亮氨酸	ACA 苏氨酸	AAA 赖氨酸	AGA 精氨酸	A
	AUG[①]甲硫氨酸	ACG 苏氨酸	AAG 赖氨酸	AGG 精氨酸	G
G	GUU 缬氨酸	GCU 丙氨酸	GAU 天冬氨酸	GGU 甘氨酸	U
	GUC 缬氨酸	GCC 丙氨酸	GAC 天冬氨酸	GGC 甘氨酸	C
	GUA 缬氨酸	GCA 丙氨酸	GAA 谷氨酸	GGA 甘氨酸	A
	GUG 缬氨酸	GCG 丙氨酸	GAG 谷氨酸	GGG 甘氨酸	G

①当 AUG 处于 mRNA 上首位时为起始密码子

重点提示

①一个密码子只为一种氨基酸编码；一种氨基酸可有多个密码子。②所有生物从最低等的病毒直至人类,蛋白质合成都使用同一套遗传密码。

翻译除了必需 mRNA 外,其过程需在细胞质中的核糖体(含 rRNA)上进行,还需要 tRNA、有关的酶、能量及合成多肽链所需的各种氨基酸(图 2-7)。

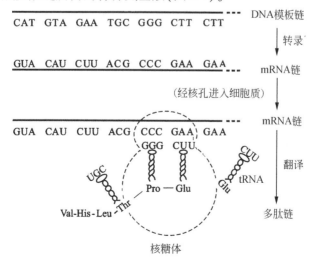

图 2-7　转录和翻译

3. 中心法则 中心法则是遗传信息在细胞内的生物大分子间转移的基本法则。1958 年克里克首次提出了经典的中心法则:DNA 以自我复制的方式将遗传信息由 DNA 传向 DNA,DNA 通过转录将遗传信息由 DNA 传向 RNA,最后由 RNA 通过翻译指导蛋白质的合成(图 2-8)。后来发现,有些病毒中的 RNA 也能进行复制和表达,有些 RNA 还能逆转录合成 DNA,至此又对中心法则进行了丰富和发展。

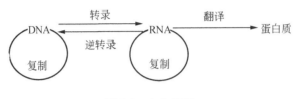

图 2-8 中心法则

三、基 因 突 变

基因突变是指基因在分子结构上发生的碱基对组成或排列顺序的改变。基因突变能导致遗传信息发生改变,从而使生物体发生表型上的改变。

(一)基因突变的诱发因素

基因突变的发生与众多诱发因素有关。凡是能够诱发基因突变的因素称为诱变剂。根据诱变剂性质的不同分为物理因素、化学因素和生物因素 3 大类。

1. 物理因素 紫外线照射使 DNA 上形成嘧啶二聚体,会影响 DNA 复制中正常碱基的配对,使 DNA 复制突然停止或发生错误复制而诱发突变;电离辐射(X、α、β、γ 等射线)可致 DNA 发生断裂、分子间交联,甚至可造成染色体畸变。

2. 化学因素 能够诱发基因突变的化学物质有很多。羟胺、亚硝酸盐、烷化剂等能作用于 DNA,直接引起 DNA 化学结构的改变而引起突变;碱基类似物在 DNA 复制时可取代正常的碱基,引起配对错误而导致突变;吖啶类及焦宁类化合物能插入 DNA 分子的 2 个相邻碱基间,导致碱基对增加或缺失,引起移码突变。

3. 生物因素 生物因素主要是指病毒。有学者认为,DNA 病毒的 DNA(RNA 病毒有可能通过逆转录酶合成病毒 DNA)可整合到宿主 DNA 而引起突变。真菌和细菌虽不能直接引起突变,但它们所产生的代谢物具有诱变作用,如黄曲霉菌所产生的黄曲霉素对若干种实验动物有致突变作用,被认为是引起肝癌等疾病的一种致癌物质。

(二)基因突变的分子机制

DNA 分子中碱基对序列变化是基因突变的分子基础。根据 DNA 碱基顺序改变方式将基因突变分为碱基置换突变、移码突变、整码突变等。

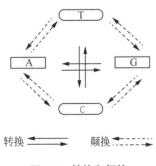

图 2-9 转换和颠换

1. 碱基置换突变 一种碱基被另一种碱基取代而造成的突变称为碱基置换突变。碱基置换又可分为转换和颠换(图 2-9)。转换是指嘌呤取代嘌呤或嘧啶取代嘧啶;颠换是指嘌呤取代嘧啶或嘧啶取代嘌呤。自发突变中转换多于颠换。碱基置换会导致蛋白质一级结构氨基酸组成的改变而影响蛋白质或酶的生物功能。

2. 移码突变 是指 DNA 编码序列中插入或者缺失 1 个或多个碱基对(但不是 3 或 3 的倍数),从而造成插入或缺失点下游的密码子都发生移位性改变(图 2-10)。移码突变可能造成大范围的密码子发生改变,使得变动部位以下的氨基酸种类和顺序发生改变,影响蛋白质的生物功能。

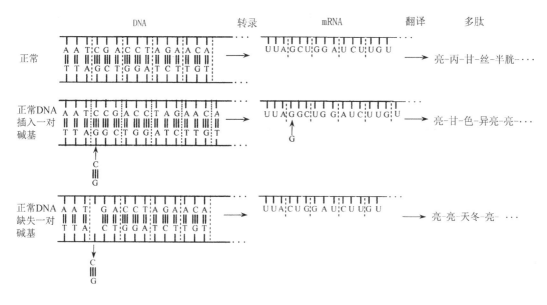

图 2-10 移码突变

3. 整码突变 是指 DNA 编码序列中插入或者缺失 1 个或多个密码子,使得合成的蛋白质多肽链增加或减少 1 个或多个氨基酸。与移码突变不同的是,插入或缺失部位上下游的氨基酸顺序不发生改变。

重点提示

无论是碱基置换突变,还是移码突变、整码突变,都可能使多肽链中氨基酸组成或排列顺序发生改变,进而影响蛋白质或酶的功能,使机体的表型出现异常。分子病和遗传性代谢缺陷都是由基因突变造成的。

(三)基因突变与遗传病

基因通过控制多肽链的合成来实现对生物体表型的控制,由基因到表型是一个较为复杂的过程,基因突变引起的表型效应也是十分复杂的。在结构基因内的同义突变或非编码序列产生的碱基改变,这类突变不影响表型性状的变异,属于中性突变。但是大量的碱基改变会引起基因所编码的多肽链的质量或数量发生变化,导致蛋白质的结构功能改变。有的基因突变会造成人体生物化学组成的遗传学差异,对人体并无影响,如血清蛋白类型、ABO 血型、HLA 类型以及各种同工酶型等是由于基因突变形成的。有的基因突变还会对人体产生积极影响,如 HbS 突变基因杂合子比正常的 HbA 纯合子更能抗恶性疟疾,有利于个体生存。

对人类而言,大多数的基因突变是有害的,是遗传病发生的主要原因,严重的致死突变会导致死胎、自然流产或出生后夭折。如果体细胞发生基因突变,可导致体细胞遗传病,但不会遗传给后代,如恶性肿瘤。如果生殖细胞发生基因突变,可引起分子病和遗传性代谢缺陷,并按遗传规律向后代传递。分子病是指基因突变使蛋白质的分子结构或合成量异常,直接引起机体功能障碍的一类疾病,如镰状细胞贫血、血友病、成骨不全、高胆固醇血症等。遗传性代谢缺陷是指由于遗传上的原因(通常是基因突变)而造成的酶蛋白分子结构或数量的异常所引起的疾病,如苯丙酮尿症、白化病、半乳糖血症等。

第二节 遗传的细胞学基础

细胞是生物体形态结构和功能活动的基本单位,其中,染色质存在于间期细胞核内,进入有丝分裂或减数分裂后会高度螺旋化缩短变粗形成染色体。

一、人类染色体

1888 年,德国人沃尔德耶(Waldeyer)提出,染色体是遗传物质的载体。染色体具有储存和表达遗传信息的功能。

(一)染色质与染色体

染色质是指间期细胞核内伸展呈细丝状,易被碱性染料着色的物质。由于分子生物学研究的进展,现在认为,染色质是由 DNA、组蛋白、非组蛋白及少量 RNA 组成的线性复合结构,是遗传物质在间期的存在形式。染色体是指细胞在有丝分裂或减数分裂时,由染色质高度螺旋化缩短变粗形成的棒状结构。当细胞分裂结束时,染色体又解旋伸展恢复成染色质。

重点提示

①染色质和染色体是同一种物质在细胞周期不同时期的 2 种表现形态。②间期的染色质有利于遗传信息的表达,分裂期的染色体有利于遗传物质的平均分配。

染色质是由核酸和蛋白质组成的核蛋白复合体,主要由 DNA、组蛋白、非组蛋白和少量的 RNA 组成。染色质的基本结构单位是核小体。核小体由 5 种组蛋白和约 200 个碱基对的 DNA 组成(图 2-11)。其中由 4 种组蛋白(H2A、H2B、H3、H4)各 2 个分子组成的八聚体构成核小体核心,DNA 分子(约 140 个碱基对)在核心的外围缠绕 1.75 圈。2 个核小体之间由一段长约 60 个碱基对的 DNA 分子相连,称为连接区。在连接区结合 1 个组蛋白 H1。许多核小体相连,形成一串念珠状纤维(DNA-组蛋白纤丝),就是染色质的结构。

当细胞周期进入分裂期时,核小体构成的念珠状纤维经过螺旋,形成螺线管,每一周螺旋包含 6 个核小体;螺线管再进一步折叠成一系列环带;环带结构进一步螺旋化、折叠,最后形成染色体。这样,从 DNA 分子经过螺旋化及折叠之后形成染色体,其长度压缩为原来的 1/8400 (图 2-12)。

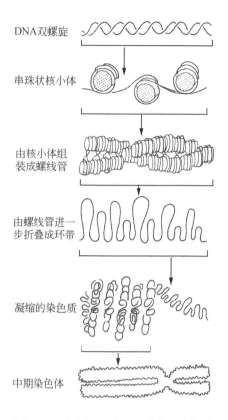

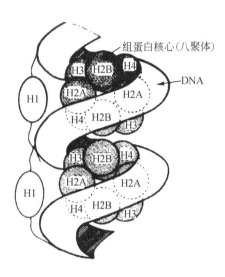

图 2-11　核小体结构

图 2-12　染色质纤维装配形成染色体模型

在间期细胞核中,染色质可分为常染色质和异染色质 2 种类型。常染色质折叠压缩程度较低,呈松散状,着色浅而均匀,功能活跃,具有转录活性。异染色质折叠压缩程度较高,呈凝聚状态,着色较深,功能很不活跃,很少或没有转录活性。两者将随着细胞活动的变化相互转变。

(二)人类染色体的形态结构

通过显微镜观察发现,在细胞增殖周期的不同时期,染色体的形态结构经历着凝聚和舒展的动态变化。染色体的形态结构在有丝分裂中期最为典型(图 2-13),常用于染色体的研究和临床上染色体病的诊断。

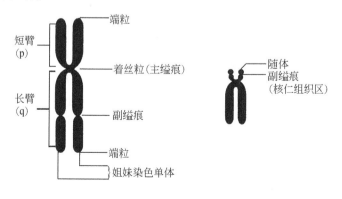

图 2-13　中期染色体结构

每条中期染色体都含有2条染色单体,互称姐妹染色单体,2条姐妹染色单体之间通过着丝粒彼此连接。2条染色单体在着丝粒连接处浅染并内缢,称为主缢痕。着丝粒将染色体横向分成2部分,较长的为长臂(q),较短的为短臂(p)。两臂的末端均有一特化的部位,称为端粒,能维持染色体的稳定性和完整性,是染色体必不可少的结构。除了主缢痕外,某些染色体的长臂或短臂上也可见到浅染并内缢的部位,称为副缢痕。人类近端着丝粒染色体的短臂末端还有球状结构,称为随体,随体与短臂之间的细丝状结构称为随体柄,也属于副缢痕区,是rRNA基因的存在部位。

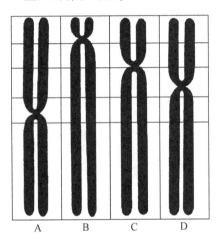

图2-14　人类染色体类型

A. 中央着丝粒染色体;B. 近端着丝粒染色体;C、D. 亚中着丝粒染色体

(三)人类染色体的类型

每条染色体上着丝粒的位置是恒定的。根据染色体上着丝粒的位置不同,可以将人类染色体分为3类(图2-14):①中央着丝粒染色体。着丝粒位于染色体纵轴的1/2~5/8处,染色体的两臂长度基本相等或近似相等。②亚中着丝粒染色体。着丝粒位于染色体纵轴的5/8~7/8处,染色体的两臂长度明显不等。③近端着丝粒染色体。着丝粒位于染色体纵轴的7/8至末端,染色体的短臂非常短。

(四)人类染色体数目

各种生物的染色体数目是相对恒定的,这对维持物种的稳定性具有重要意义。人类的正常体细胞为二倍体,有46条染色体,其中22对为常染色体,1对为性染色体。女性的性染色体为XX,男性的性染色体为XY。生殖细胞中的染色体数目为单倍体,精子和卵子各有23条染色体,精子为22+X或22+Y,卵子为22+X。

(五)人类染色体核型

将一个体细胞中的全部染色体,按其大小、形态特征进行分组排列所构成的图像,称为核型。在完全正常的情况下,一个体细胞的核型代表了该生物体的染色体组成。把细胞分裂中期染色体的显微摄影照片放大后,逐条裁剪下来进行染色体数目,形态特征的分析,确定其与正常核型是否完全一致,称为核型分析。通过核型分析,可以识别和分析某些遗传病的染色体异常。

1. **人类非显带染色体核型**　非显带染色体核型是按常规染色方法所得到的染色体标本,一般用吉姆萨(Giesma)染色,使染色体均匀着色,无深浅条纹显示(图2-15)。

1960年在美国丹佛召开了第1届国际遗传学会议,讨论并确定了丹佛体制,为识别和分析人类染色体提供了依据。丹佛体制依据人类染色体的大小和着丝粒的位置等,将人类体细胞的46条染色体进行配对、分组、排列和编号,分为A、B、C、D、E、F、G 7组。其中22对与性别无关,称为常染色体,按其长度和着丝粒位置依次编为1~22号。另1对与性别相关,称为性染色体,女性为XX,男性为XY。X染色体归入C组,Y染色体归入G组。各组染色体分类特征见表2-2。

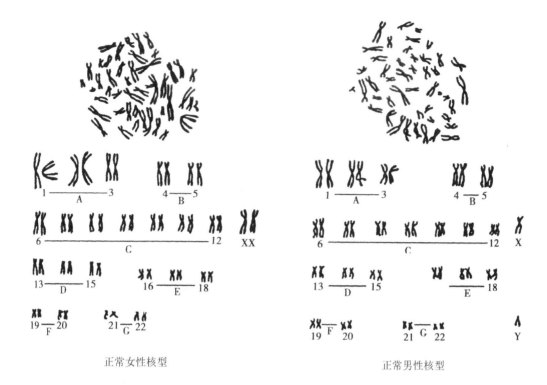

正常女性核型　　　　　　　　　正常男性核型

图 2-15　正常人类非显带染色体核型

表 2-2　人类染色体分组及各组形态特征(丹佛体制)

组号	染色体号	大小	着丝粒位置	随体	次缢痕
A	1~3	最大	中央(1、3) 亚中(2)	无	1号常见
B	4~5	次大	亚中	无	少见
C	6~12,X	中等	亚中	无	9号常见
D	13~15	中等	近端	有	少见
E	16~18	小	中央(16) 亚中(17、18)	无	16号常见
F	19~20	次小	中央	无	少见
G	21~22,Y	最小	近端	21、22有	少见

　　按照国际标准,非显带染色体核型描述分为2部分:一是染色体总数,二是性染色体组成,中间用","隔开。如正常男性的核型为46,XY;正常女性的核型为46,XX;如果一女性缺少了1条X染色体,则核型为45,X。

重点提示

非显带染色体不能将每一条染色体本身特征完全显示出来,只能识别染色体数目异常,这使染色体结构畸变的研究与临床应用受到了极大限制。

2. 人类显带染色体核型　20 世纪 70 年代以来,出现了染色体显带技术。染色体经过特殊处理并用特定的染料染色后,使所有染色体的长臂和短臂上呈现出一条条明暗交替或深浅相间带纹,这就是染色体显带技术,经过显带技术处理的染色体称为显带染色体。不同对的染色体具有不同的带的形态,称为带型。由于每号染色体均具有特征性的带型,容易准确分辨出每一条染色体,且能准确诊断出这条染色体的形态结构是否正常,具有重要的临床应用价值。常见的几种染色体显带技术有 G 显带、Q 显带、C 显带、T 显带、N 显带。G 显带技术是目前应用最广泛的一种染色体核型分析技术。将染色体标本经胰蛋白酶或其他盐溶液预处理后,再用吉姆萨染料染色,染色体长臂和短臂上可显示深浅相间的带纹,称为 G 带(图 2-16)。

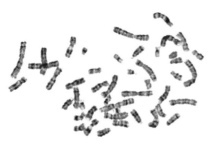

图 2-16　人类 G 显带染色体(显示深浅相间的带纹)

1971 年在巴黎召开了人类细胞遗传学会议,确定了区分每条显带染色体的标准及显带染色体的命名原则,即《人类细胞遗传学命名的国际体制》(ISCN),制定了正常人类显带染色体模式图(图 2-17)。

根据 ISCN 规定的界标将染色体划分为若干区,每个区又包括若干带。界标是染色体上具有恒定、显著形态学特征的部位,包括着丝粒、两臂末端和某些显著的带,界标是分隔区与区之间的界限。区是两相邻界标之间的染色体区域,区的编号从着丝粒开始,向长臂、短臂的远端依次编号。带是染色体纵轴上连续的明暗相间的横纹,每条染色体都是由一系列连续的带构成的,没有非带区,它借助其亮(深)或暗(浅)的着色强度,清晰地与相邻带相区别。

染色体区和带的命名:1 条染色体的区和带的命名始于着丝粒,并沿着染色体的长臂和短臂向远端依次编号。靠近着丝粒的 2 个区分别标为长臂的 1 区或短臂的 1 区,然后向长臂和短臂的远端依次标记为 2 区、3 区……每 1 区内以离着丝粒最近的带为 1 带,向远端依次标记为 2 带、3 带……标记 1 个特定的带时,需要标明以下 4 项内容:①染色体号;②臂的符号;③区的序号;④带的序号。以上符号按顺序书写,不间隔,不加标点。例如,1q25 表示 1 号染色体长臂 2 区 5 带(图 2-18)。

用显带技术对染色体进行核型分析,不但可准确地识别每一号染色体,也为分析每一条染色体微细结构的异常提供了手段。在 G 显带和 Q 显带染色体标本上,人类的一个染色体组中最多只能显示出约 320 条带。20 世纪 70 年代后期出现的高分辨染色体显带技术,可使人类的一个染色体组中显示出 550~850 条或更多的带纹,这有助于发现更多微细的染色体结构异常,使染色体结构畸变的断裂点定位更精确。目前,染色体显带技术已被应用于临床细胞遗传学检查、肿瘤染色体的研究和基因定位等多个领域。

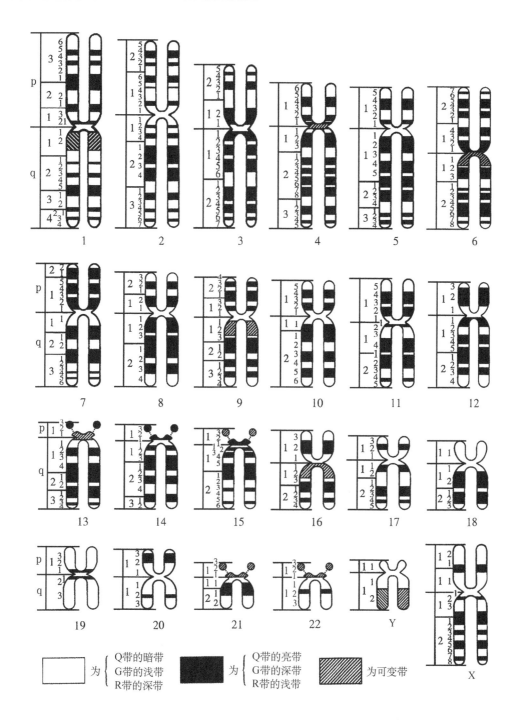

图 2-17 正常人类显带染色体模式

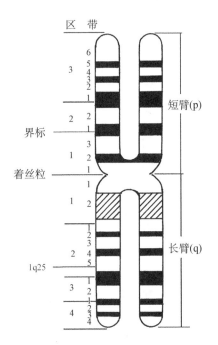

图 2-18 显带染色体的区和带

重点提示

　　各条染色体均具有独特的带型,由此可清晰地鉴别每一号染色体,应用染色体显带技术可以识别染色体细微的结构异常,有利于对染色体病的明确诊断。

(六)性染色质

性染色质存在于间期细胞核内,包括 X 染色质和 Y 染色质 2 种。

1. X 染色质　正常女性的间期细胞核中,有一个紧贴核膜内缘的染色较深、直径约为 $1\mu m$ 的椭圆形小体,称 X 染色质、又称巴氏小体或 X 小体(图 2-19)。X 染色质存在于所有雌性哺乳动物的间期细胞核中。

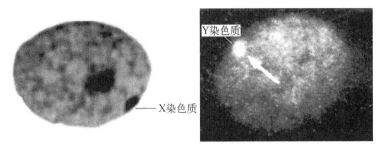

图 2-19 X 染色质和 Y 染色质

正常女性体细胞中有 2 条 X 染色体,正常男性却仅有 1 条 X 染色体,由于 X 染色体上有很多 X 连锁基因,这样在男女体细胞中就存在着基因数量上的差异,但男女在 X 染色体上基因产物一样多,如何解释呢? 1961 年英国遗传学家赖昂(Lyon)提出了赖昂假说即 X 染色质失活假说,其要点如下:①女性体细胞中的 2 条 X 染色体只有 1 条有转录活性,另一条则无转录活性,这样男女体细胞中 X 染色体的基因产物在数量上就基本相等了,称为剂量补偿。失去活性的这条 X 染色体,在间期细胞核中螺旋化,呈异固缩状态,形成 X 染色质。若间期细胞核中出现 X 染色质则称为 X 染色质阳性(+),反之称为 X 染色质阴性(−)。一个体细胞中所含的 X 染色质数目等于 X 染色体数减 1。如正常女性 46,XX 有 1 个 X 染色质,核型为 47,XXX 的个体有 2 个 X 染色质。②X 染色体的失活是随机发生的,异固缩的 X 染色体可能来自父亲,也可能是来自母亲。③X 染色体的失活发生在胚胎发育的早期,如果细胞中失活的那条 X 染色体是来自父亲,则由它分裂形成的所有子细胞中,都是来自父亲的那条 X 染色体失活。

2. Y 染色质　正常男性的体细胞中只有 1 条有活性的 X 染色体,另外还有 1 条 Y 染色体。如果用荧光染料染色后,可以在荧光显微镜下观察到细胞核中有 1 个直径约为 $0.3\mu m$ 的强荧光小体,称为 Y 染色质(图 2-19)。1 条 Y 染色体形成 1 个 Y 染色质。如正常男性 46,XY 有 1 个 Y 染色质,核型为 47,XYY 的个体有 2 个 Y 染色质。

重点提示

可根据 X 染色质和 Y 染色质有无鉴定胎儿性别,通过性染色质分析对于诊断性染色体数目异常引起的疾病具有重要的临床应用价值。

二、细胞增殖与分裂

(一) 细胞增殖

细胞增殖是生命的基本特征之一,细胞生长到一定阶段,通过细胞分裂进行增殖,可使细胞数目增加,实现生物体的生长、发育及繁殖。

1. 细胞增殖周期的概念　细胞增殖周期简称细胞周期,是指从上一次分裂结束开始到下一次分裂完成的规律性变化过程(图 2-20)。

2. 细胞增殖周期各时期的主要特点　细胞周期分为间期和分裂期,根据 DNA 合成情况和细胞核的形态变化,间期又分为 G_1 期、S 期和 G_2 期,分裂期分为前期、中期、后期和末期。

(1)间期:间期是指细胞从上一次细胞分裂完成到下一次分裂开始之前的时期。此期历时较长,细胞内部进行复杂的物质和能量合成反应(如 DNA 复制、蛋白质的合成等),为细胞分裂作准备。①G_1期(DNA 合成前期):从细胞分裂完成到 DNA 合成开始的阶段。此期的特点是细胞内物质合成代谢活跃,大量合成 RNA、蛋白质和酶,为 DNA 复制作准备。细胞生长较快,体积增大。②S 期(DNA 合成期):从 DNA 合成开始到 DNA 合成结束的全过程。此期的主要特点是进行DNA自我复制。复制后,细胞内的DNA含量增加1倍。同时合成组蛋白、

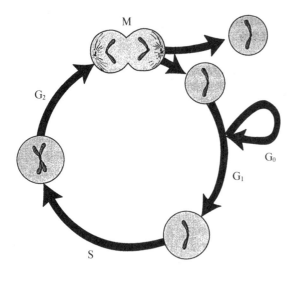

图 2-20　细胞增殖周期

非组蛋白,并组成新的染色质,使染色质的含量加倍。一般情况下,只要是 DNA 合成一旦启动,细胞增殖活动就会继续进行下去,直到形成 2 个子细胞。③G_2期(DNA 合成后期):从 DNA 复制完成到有丝分裂之前的阶段。此期的特点是继续转录形成 RNA、合成蛋白质,如合成微管蛋白并组装成 2 对中心粒,为细胞分裂期作准备。

细胞进入 G_1 期后,并非所有细胞都能顺利进入下一期继续增殖,此时可能会出现 3 种情况。①增殖细胞:此种细胞能及时从 G_1 期进入 S 期,并保持旺盛的分裂能力,如消化道上皮细胞及骨髓造血细胞等。②暂不增殖细胞:又称休止细胞,简称 G_0 细胞。这类细胞进入 G_1 期后不立即转入 S 期,在需要时,如损伤、手术等,才进入 S 期继续增殖,如肝细胞及肾小管上皮细胞等。③不增殖细胞:此种细胞进入 G_1 期后,失去分裂能力,终身处于 G_1 期,最后通过分化、衰老直至死亡,如高度分化的神经细胞、肌细胞及成熟的红细胞等。

(2)分裂期(M 期):M 期是从 G_2 期结束开始到有丝分裂完成为止的这一时期。这一时期确保母细胞核染色体能精确均等地分配给 2 个子细胞,使分裂后的细胞保持遗传上的一致性。

重点提示

真核细胞的分裂方式包括有丝分裂和减数分裂。其中,有丝分裂是真核生物体细胞的基本增殖方式,而减数分裂是真核生物形成生殖细胞时的一种特殊的有丝分裂方式。

(二)有丝分裂

生物体从受精卵开始,经历胚胎期、婴儿期,直至成年期,整个生长发育过程都需要通过有丝分裂产生大量的体细胞来实现。有丝分裂过程中,形成有丝分裂器,确保母细胞中的 DNA 平均分配到 2 个子细胞中去。根据分裂过程中染色体的形态变化,人为地将其分为前期、中期、后期和末期(图 2-21)。

1. 前期　从染色体开始凝集到核膜消失为止的时期。主要特点是:①核膜、核仁逐渐消失。②染色质螺旋化,缩短变粗形成具有一定形态结构的染色体。③间期复制好的 2 对中心粒向细胞两极移动,2 个中心粒间逐渐形成由纺锤丝组成的纺锤体。有丝分裂器开始形成,它是由中心粒、纺锤体和染色体共同组成的 1 个临时性细胞结构。

2. 中期　中期是指从核膜消失到有丝分裂器完全形成为止的时期。主要特点是:①染色体高度螺旋化,其形态比较固定,数目比较清晰。②每条染色体的着丝点与纺锤丝相连,纺锤丝牵引染色体向细胞中央移动,使每条染色体的着丝粒排列在细胞中央形成赤道板。

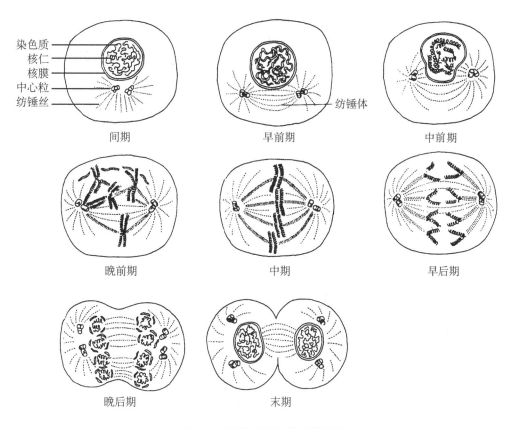

染色质
核仁
核膜
中心粒
纺锤丝

间期　　　　　　　早前期　　　　　　　中前期

纺锤体

晚前期　　　　　　中期　　　　　　　　早后期

晚后期　　　　　　末期

图 2-21　动物细胞有丝分裂过程

（重点提示）

　　①中期细胞中染色体形态数目最清晰、最易分辨,是观察染色体形态和数目的最佳时期。
②利用秋水仙素使细胞分裂停留在中期,常用于染色体的研究和临床上核型的分析诊断。

　　3. 后期　从着丝粒分离到染色单体移向细胞两极的时期。主要特点是:①染色体在着丝粒处纵裂为二,姐妹染色单体彼此分离。②在两侧纺锤丝的牵拉作用下,2 条姐妹染色单体分别移向细胞的两极,在细胞两极逐渐形成 2 组形态结构和数目均相同的染色体。
　　4. 末期　从染色体到达细胞两极开始,直至形成 2 个子细胞的时期。主要特点是:①细胞两极的染色体逐渐解螺旋为染色质。②核膜、核仁再次出现,形成 2 个细胞核。③赤道板处发生细胞膜内陷,细胞质发生分裂,最终形成 2 个子细胞,完成有丝分裂的全过程。
　　在整个有丝分裂周期中,染色体复制 1 次,细胞分裂 1 次,由 1 个母细胞分裂成 2 个子细胞,并且 2 个子细胞都含有与母细胞相同数目的染色体,即子细胞与母细胞所含的遗传信息一致,从而保证了机体内所有体细胞染色体数目的恒定,同时也保证了子代与亲代之间遗传性状的稳定。

重点提示

有丝分裂各时期的特点可以概述为:前期——膜仁消失现两体;中期——形数清晰赤道齐;后期——点裂数增匀两极;末期——两消两现重开始。

(三) 减数分裂

减数分裂是有性生殖的个体性成熟后,在生殖细胞形成过程中进行的一种特殊的有丝分裂方式,又称成熟分裂。在整个减数分裂过程中,DNA 只复制 1 次,而细胞连续发生 2 次分裂,结果由 1 个母细胞形成 4 个子细胞(生殖细胞),每个子细胞中的染色体数目由 $2n$ 减半为 n。减数分裂是由 2 次分裂组成的,分别称为减数第一次分裂和减数第二次分裂(图 2-22)。在 2 次分裂之间可能有 1 个短暂的间隔期。

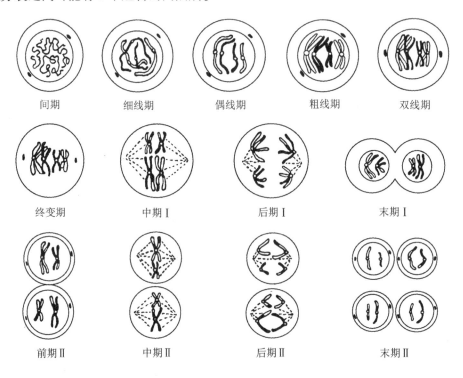

| 间期 | 细线期 | 偶线期 | 粗线期 | 双线期 |

| 终变期 | 中期Ⅰ | 后期Ⅰ | 末期Ⅰ |

| 前期Ⅱ | 中期Ⅱ | 后期Ⅱ | 末期Ⅱ |

图 2-22 减数分裂过程

1. **减数第一次分裂(减数分裂Ⅰ)** 经过间期的 DNA 和染色体的复制等准备工作后,生殖细胞开始进行减数分裂Ⅰ。减数分裂Ⅰ包括前期Ⅰ、中期Ⅰ、后期Ⅰ和末期Ⅰ。

前期Ⅰ:前期Ⅰ比有丝分裂的前期经历时间更长,细胞核显著增大,染色体发生许多特殊的行为变化。根据染色体的形态及行为特征,又将前期Ⅰ划分为 5 个时期:细线期、偶线期、粗线期、双线期和终变期。①细线期:染色体细长如线。此时已完成染色体复制,每条染色体由 2 条姐妹染色单体构成,但在光镜下还不能识别。②偶线期:同源染色体的联会。所谓联会,就是指同源染色体的相同部位准确地靠拢并配对的过程。同源染色体指的是大小、形态结构基本相同的一对染色体,一条来自父方,一条来自母方。联会的同源染色体又称为二价体。$2n$ 条染色体联会形成 n 个二价体,人体细胞中含有 23 对同源染色体,形成 23 个二价体。③粗线期:染色体进一步螺旋化,缩短变粗,在光镜下可以看到每条染色体有 2 条姐妹染色单体连于一个着丝粒。这样,每个二价体由 4 条染色单体构成,称为四分体。同源染色体的染色单体之间,称为同源非姐妹染色单体。在此时可以看见同源非姐妹染色单体的交叉现象,使它们之间可能发生相应片段的互换。④双线期:随着染色体的进一步螺旋化继续缩短变粗,同源染色体从着丝粒处相互排斥而趋向分离,交叉点向染色体的末端移动,这种现象称为交叉端化。⑤终变期:染色体高度螺旋化,更加短粗。交叉端化仍在进行,核膜、核仁消失,纺锤体开始形成。

重点提示

①联会是减数分裂特有的现象,是同源非姐妹染色单体之间发生交换的必要条件。②同源非姐妹染色单体间部分片段的互换是遗传物质发生重组的重要原因。

中期Ⅰ:每个二价体中的同源染色体的 2 个着丝粒均被两极的纺锤丝牵引,使得各对同源染色体整齐地排列在赤道面上。

后期Ⅰ:在纺锤丝的牵拉下,构成四分体的每对同源染色体彼此分离,分别被拉向细胞两极,每一极都有一组染色体。非同源染色体以随机自由组合的方式移向两极,这样保证子细胞中染色体组合的多样性。

末期Ⅰ:二分体移至细胞两极后,染色体解旋成染色质,核膜、核仁重新出现,同时胞质分裂,形成 2 个子细胞。每个子细胞含有 n 个二分体。

2. 减数第二次分裂(减数分裂Ⅱ) 末期Ⅰ结束之后,一般会出现 1 个短暂的间隔期,相当于有丝分裂的间期,但不进行 DNA 的复制。有些生物没有间隔期,直接进行减数分裂Ⅱ。减数分裂Ⅱ的过程与有丝分裂相似,分为前期Ⅱ、中期Ⅱ、后期Ⅱ和末期Ⅱ。

前期Ⅱ:染色质重新螺旋化,形成染色体,每个细胞中有 n 条染色体。纺锤体形成,核膜、核仁消失。

中期Ⅱ:在纺锤丝的牵引下,各染色体(二分体)的着丝粒整齐排列在赤道面上。

后期Ⅱ:每个二分体的着丝粒发生纵裂,一分为二,二分体的姐妹染色单体分离形成 2 个单分体,在纺锤丝的牵引下移向细胞两极。此时,每条单分体已经是一条独立的染色体。

末期Ⅱ:各单分体(此时称为染色体)分别到达两极后,开始解旋、伸展,又恢复成染色质。核膜、核仁重新出现,然后胞质分裂,至此,减数分裂全过程结束。这样每 1 个母细胞形成 4 个子细胞,每个子细胞染色体数目为母细胞的一半,而且均蕴藏着不同的遗传信息。

(四)减数分裂的生物学意义

减数分裂是真核生物生殖细胞的主要增殖方式,具有重要的生物学意义。

1. 减数分裂保证了人类染色体数目的相对恒定 经过减数分裂产生的生殖细胞(精子或卵子)都是单倍体($n=23$),通过受精作用结合成受精卵,又恢复成二倍体($2n=46$),从而保证了人类染色体数目、遗传物质等的相对恒定。

重点提示

减数分裂的结果:

1. 细胞数目的变化可归纳为:1 个 $\xrightarrow{\text{减数分裂 I}}$ 2 个 $\xrightarrow{\text{减数分裂 II}}$ 4 个

2. 染色体数目的变化可归纳为:$2n \xrightarrow{\text{减数分裂 I}} n$(二分体)$\xrightarrow{\text{减数分裂 II}} n$(单分体)

2. **减数分裂是遗传学三大定律的细胞学基础** 在减数分裂过程中,同源染色体彼此分离是分离定律的细胞学基础;非同源染色体随机组合是自由组合定律的细胞学基础;同源非姐妹染色单体之间发生交换是连锁与互换定律的细胞学基础。

3. **减数分裂为人类的各种变异提供细胞学基础** 在减数分裂过程中,同源染色体发生分离、非同源染色体自由组合以及同源非姊妹染色单体之间发生交换等,会带来生殖细胞的多样化,从而使亲代与子代之间、子代与子代之间的遗传性状相似又有差异,为变异提供物质基础。

三、配子发生

配子是指生物进行有性生殖时由生殖系统所产生的成熟性细胞,也称生殖细胞。配子分为雄配子(精子)和雌配子(卵子)。配子的形成过程称为配子发生,包括精子的发生和卵子的发生。

(一)精子的发生

精子的发生来源于男性睾丸精曲小管上皮中的精原细胞。胎儿时期的精原细胞处于休止状态,等男性进入青春期后,精原细胞不断增殖生长,进行精子的发生。精子的发生过程可分为增殖期、生长期、成熟期和变形期 4 个时期(图 2-23)。

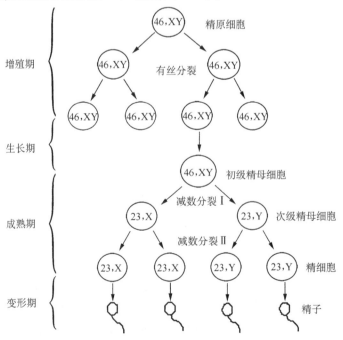

图 2-23 精子发生过程

1. **增殖期**　精曲小管上皮中的精原细胞通过有丝分裂使得细胞数量不断增加,细胞中染色体数目为 46 条(23 对)。

2. **生长期**　精原细胞经过数次有丝分裂后,一部分精原细胞继续分裂增殖,另一部分则进入生长期,细胞体积逐渐增大,成为初级精母细胞。此时,细胞中染色体数目仍为 46 条(23 对)。

3. **成熟期**　初级精母细胞在这一时期经历了减数分裂,又称减数分裂期。每个初级精母细胞经过减数第一次分裂后,形成了 2 个次级精母细胞,次级精母细胞所含染色体减半为 23条。再经过减数第二次分裂,1 个次级精母细胞形成 2 个精细胞。1 个初级精母细胞($2n = 46$)经过 1 次完整的减数分裂后,形成 4 个精细胞($n = 23$),精细胞有 2 种类型:23,X 和 23,Y。

4. **变形期**　精细胞经过变形成为精子,其中,细胞核浓缩成精子的头部,部分细胞质形成颈部和尾部。精子的染色体数目仍为 23 条,包括 23,X 和 23,Y 2 种。

男性在性成熟后,精原细胞可不断地通过增殖、生长、减数分裂、变形形成大量的精子。精子发生的 1 个周期约需要 70d,一个男性一生约能产生 10^{12} 个精子。

重点提示

父亲年龄效应:男性年龄越大,产生精子所需的 DNA 复制数目也越大,发生 DNA 编码错误的风险越高,子代罹患遗传病的风险也越高,称为父亲年龄效应。

(二) 卵子的发生

卵子的发生来源于女性卵巢皮质内的卵原细胞。卵子的发生过程与精子的发生过程相似,但无变形期(图 2-24)。

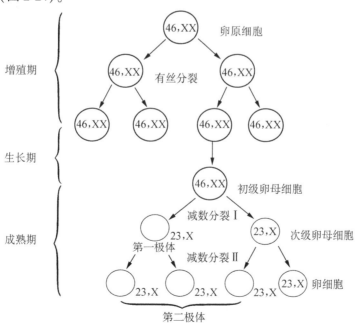

图 2-24　卵子发生过程

1. 增殖期　女性卵巢皮质内的卵原细胞通过数次有丝分裂使细胞数量不断增加,细胞中染色体数目为 46 条(23 对)。

2. 生长期　自胚胎发育的第 3 个月左右开始,卵原细胞进入生长期,细胞体积明显增大,发育为初级卵母细胞。此时,细胞中染色体数目仍为 46 条(23 对)。

3. 成熟期　初级卵母细胞在成熟期开始进行减数分裂。经过减数第一次分裂,形成 1 个体积较大的次级卵母细胞和 1 个体积较小的第一极体,两者染色体数目都减半为 23 条。后来,次级卵母细胞和第一极体分别进行减数第二次分裂,次级卵母细胞形成 1 个体积较大的卵细胞和 1 个体积较小的第二极体,而第一极体形成 2 个第二极体,卵细胞和第二极体均含有 23 条染色体。极体含细胞质极少且缺乏营养,属于无功能细胞,会退化消失。最终,1 个初级卵母细胞产生 1 个卵细胞和 3 个第二极体。卵细胞只有 1 种类型:23,X。

与精子发生不同,卵子发生从女性胚胎期就开始了。卵原细胞的总数为 $(4\sim5)\times10^6$ 个,在女性胎儿发育到第 5 个月时生长成初级卵母细胞。女婴出生后,大多数的初级卵母细胞发生退化,只有约 400 个能够继续发育,但暂时终止在减数分裂前期 Ⅰ 的双线期。女性达到性成熟后,一般每个月只有 1 个初级卵母细胞继续发育,产生 1 个次级卵母细胞。若发生受精作用,次级卵母细胞继续发育成卵细胞;若未受精,次级精母细胞不再继续发育而退化死亡。

(重点提示)

母亲年龄效应:随着母亲年龄的增高,初级卵母细胞经历更多的环境因素的影响,发生染色体异常的风险增高,生出染色体异常患儿的风险也增高,称为母亲年龄效应。

第三节　遗传的基本规律

遗传与变异是生物的基本特征之一,生物的遗传与变异现象是通过生物的具体性状变化被人们认识的,而生物的性状是由基因控制的。基因的传递遵循遗传的三大基本规律,即分离定律、自由组合定律和连锁与互换定律。这三大基本规律构成了现代遗传学的理论基础,遗传学在此基础上蓬勃发展起来,成为生命科学最活跃的领域之一。

一、分 离 定 律

奥地利人孟德尔(Mendel)是现代遗传学的奠基人,自 1857 年开始用豌豆为实验材料,经过 8 年的潜心实验和研究,于 1865 年发表了《植物杂交实验》的论文,描述了生物性状在杂交过程中的传递特点,并揭示出遗传的 2 个基本规律——基因的分离定律和自由组合定律。从此遗传学正式诞生,孟德尔也获得"遗传学之父"的美誉。

孟德尔之所以用豌豆为实验材料,成功总结出遗传基本规律,是因为:①豌豆是严格的自花授粉植物,而且闭花授粉,因而在自然条件下豌豆保持纯种状态。若用豌豆作实验材料进行人工杂交,结果可靠,容易分析。②豌豆具有多对相对性状,便于观察。性状是指生物体所具有的形态结构特征或生理功能特性。如种子的形状、茎的高度、子叶的颜色等。而同一种性状在不同个体间会有所不同,如豌豆种子的圆滑与皱缩、茎的高茎与矮茎、子叶的黄色与绿色等。因此,将同种生物同一性状的不同表现类型称为相对性状。通常,个体的性状表现只能是相对性状中的一种,非此即彼。

(一)1 对相对性状的豌豆杂交实验

孟德尔选用豌豆的 1 对相对性状进行杂交实验,提出了基因的分离定律。孟德尔首先选用自然条件下纯种的圆滑豌豆与纯种的皱缩豌豆作为亲本(用 P 表示)进行杂交(用×表示)实验,杂交后所结的种子便是子一代(用 F_1 表示)。结果发现无论谁作父本或母本,子一代种子都是圆滑的,没有皱缩的。在子一代中只出现相对性状中的一种性状,这种在子一代杂合状态下表现出来的亲本性状称为显性性状,如种子的圆滑性状;在子一代中未能表现出来的亲本性状称为隐性性状,如种子的皱缩性状。孟德尔把子一代的 253 粒圆滑种子种下去,长出来的植株便是子一代植株,它们开花后,自然地进行自花授粉,遗传学上称为自交(用⊗表示),所结的种子为子二代(用 F_2 表示)。结果子二代种子中,既有圆滑的,也有皱缩的。这表明亲代的一对相对性状在子二代的不同个体中可分别表现出来,这种现象称为性状分离。孟德尔把子二代种子收集起来统计,其中圆滑种子 5474 粒,皱缩种子 1850 粒,二者的数量比为 2.96:1,接近 3:1 的比例(图 2-25)。

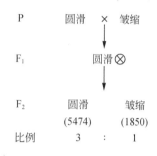

图 2-25 圆滑豌豆与皱缩豌豆杂交

孟德尔采用同样的方法,分别观察了 7 对相对性状的豌豆杂交实验,都得到了相同的实验结果。

(二)对分离现象的遗传分析

为了解释上述实验结果,孟德尔提出了分离假说,他认为:①生物的性状是由遗传因子(现称为基因)控制的。基因在体细胞中成对的存在,一个来自父方,一个来自母方。②在形成配子时,成对的基因彼此分离,分别进入不同配子中去,结果配子中只含有每对基因中的一个。③受精时,雌雄配子随机结合形成合子(即受精卵),基因又恢复为成对的状态。

遗传学中几个有关的概念:

1. **等位基因** 位于同源染色体同一位点上,控制生物体某一对相对性状的不同形式的基因称为等位基因。一般来说,在体细胞中等位基因是成双存在的;在生殖细胞中,等位基因是成单出现的。

2. **显性基因和隐性基因** 控制显性性状的基因称为显性基因,用大写字母表示,如 R,Y,A 等;控制隐性性状的基因称为隐性基因,用小写字母表示,如 r,y,a 等。控制同一对相对性状的一对等位基因中的显性基因与隐性基因必须用同一字母,差别就在于大写与小写,它们是由基因突变形成的。

3. **基因型和表现型** 将生物体可观察到的性状称表现型,用语言描述。如豌豆种子的圆滑或皱缩。控制表现型的基因组成称基因型,用字母表示。基因型是控制表现型的遗传因素,环境对表现型也有一定的影响。

4. **纯合体和杂合体** 一对基因彼此相同的个体称纯合体或纯合子,如 RR,显性纯合体;rr,隐性纯合体。一对基因彼此不同的个体称杂合体或杂合子,如 Rr。

上述实验中,亲代的圆滑性状为显性性状,用 R 表示显性基因,皱缩为隐性性状,用 r

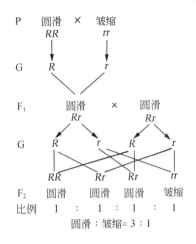

图 2-26 圆滑豌豆与皱缩豌豆杂交遗传分析

表示隐性基因。控制纯合体亲本圆滑豌豆的基因型为 RR，纯合体皱缩豌豆的基因型为 rr。在豌豆开花形成配子(用 G 表示)时，等位基因彼此分离，进入不同的配子中。结果亲本圆滑豌豆产生含基因 R 的配子，亲本皱缩豌豆产生含基因 r 的配子，受精后子一代的基因型为 Rr，由于显性基因(R)对隐性基因(r)作用是显性的，r 基因控制的皱缩性状显示不出来，因而子一代杂合体(Rr)只表现出显性基因 R 控制的性状，即 F_1 豌豆的表现型全为圆滑。当子一代产生配子时，等位基因 Rr 彼此分离，形成含基因 R 和含基因 r 2 种类型的配子，二者数量相等。当子一代自交时，雌雄配子随机结合，即含有基因 R 或含有基因 r 的雄配子与含有基因 R 或含有基因 r 雌配子各自均等地结合。这样，子二代产生 3 种基因型：RR、Rr、rr，它们的比例为 1:2:1，其中，RR 和 Rr 均表现为圆滑，rr 表现为皱缩，2 种性状的数量比为 3:1(图 2-26)。

(三)对分离现象遗传分析的验证

为验证上述遗传分析的正确性，孟德尔设计了测交实验，即用子一代杂合体和隐性纯合体进行杂交，以检测杂合体基因型的方法。按孟德尔的观点推理，子一代杂合体圆滑豌豆(Rr)，在形成配子时，应产生分别含基因 R 和 r 的 2 种配子，且二者数量相等，而隐性纯合个体(rr)只产生 1 种含基因 r 的配子。随机受精后，必将形成基因型为 Rr 和 rr 2 种数量相等的合子，将来分别发育成圆滑和皱缩的豌豆，

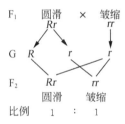

图 2-27 子一代圆滑豌豆测交实验

呈现 1:1 的比例(图 2-27)。测交实验结果与分析结果的完全一致，证实孟德尔的遗传分析是正确的。

(四)分离定律的内容和细胞学基础

孟德尔根据上述实验提出了基因的分离定律：成对的等位基因在杂合状态下彼此独立，形成配子时，彼此分离，分别进入不同的配子中。在配子形成的减数分裂过程中，同源染色体的分离是分离定律的细胞学基础。

分离定律是最基本的遗传规律，广泛适用于生物 1 对相对性状的遗传。在医学实践中，人们常用基因的分离定律分析 1 对等位基因控制的遗传病的传递规律，作出家系成员基因型的推断和发病风险的估计。

①分离定律揭示的是由位于同源染色体上的 1 对等位基因控制的 1 对相对性状的遗传规律。②分离定律的实质是等位基因的分离。

二、自由组合定律

孟德尔在总结出分离定律的基础上,他又进一步研究豌豆的 2 对或 2 对以上相对性状的遗传,提出了基因的自由组合定律。

(一)2 对相对性状的豌豆杂交实验

孟德尔 以子叶颜色和种子形状2种性状作为研究对象,选择子叶黄色、种子圆滑(简称黄圆)的纯种豌豆与子叶绿色、种子皱缩(简称绿皱)的纯种豌豆作为亲本进行杂交(图 2-28),无论谁作父本或母本,子一代都是黄色圆滑的豌豆种子。这说明子叶黄色对绿色是显性性状,种子圆滑对皱缩是显性性状。子一代植株自花受粉后,子二代所结的豌豆,共获得 556 粒,分 4 种类型:黄圆(315 粒)、黄皱(101 粒)、绿圆(108 粒)和绿皱(32 颗粒),它们在数量上的比例约为 9:3:3:1。在子二代的 4 种表现型中,黄圆和绿皱与亲本的性状相同称为亲本组合;黄皱和绿圆与亲本性状不同,是亲本性状的重新组合,称为重新组合。

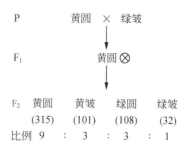

图 2-28　黄圆豌豆与绿皱豌豆杂交

上述杂交实验结果,如果按 1 对相对性状来分析,在子二代中:

子叶颜色:黄色:绿色=(315+101):(108+32)=416:140=2.97:1 ≈3:1

种子形状:圆滑:皱缩=(315+108):(101+32)=423:133=3.10:1 ≈3:1

它们的分离比均近似 3:1,仍符合分离定律。但是把 2 对相对性状综合在一起分析,子二代中不仅有亲本组合类型,而且还出现重新组合类型,同时各表现型之间有一定的数量比,比例为 9:3:3:1,该如何解释呢?

(二)对自由组合现象的遗传分析

孟德尔认为,上述现象是由于 2 对等位基因分别控制子叶黄色与绿色、种子圆滑与皱缩这 2 对相对性状的遗传,且这 2 对等位基因不在同一对同源染色体上。控制子叶黄色、绿色的基因用 Y、y 表示,控制种子圆滑、皱缩的基因用 R、r 表示。这样亲本纯种黄圆豌豆的基因型为 $YYRR$,亲本纯种绿皱豌豆的基因型为 $yyrr$,作为纯种亲本,这 2 种基因型中都分别包含了 2 对等位基因。亲本在形成配子时,亲本黄圆豌豆($YYRR$)只产生 1 种含 YR 的配子,亲本绿皱豌豆($yyrr$)只产生 1 种含 yr 的配子,配子结合后形成基因型为 $YyRr$ 的子一代个体。由于 Y 对 y、R 对 r 为显性,所以子一代豌豆表现型全部为黄圆。子一代黄圆豌豆自交后,在形成配子时,按照分离定律,等位基因 Y 与 y、R 与 r 要彼此分离,而非等位基因之间可随机自由组合进入到配子中去,即 Y 与 R、Y 与 r、y 与 R、y 与 r 分别组合在一起,并且机会是均等的,这样就形成数量相等的 4 种类型的配子:YR、Yr、yR、yr,其比例为 1:1:1:1。当受精时,这 4 类型的配子随机组合,子二代就会出现 16 种组合,产生 9 种基因型和 4 种表现型。9 种基因型是 *YYRR*、*YYRr*、*YyRR*、*YyRr*、*YYrr*、*Yyrr*、*yyRR*、*yyRr* 和 *yyrr*,4 种表现型是黄圆、黄皱、绿圆和绿皱,比例为 9:3:3:1,与实验结果正好相吻合(图 2-29)。

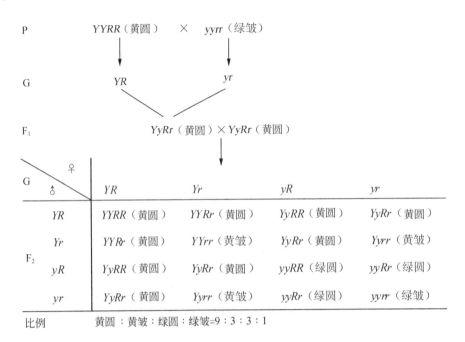

图 2-29　黄圆豌豆与绿皱豌豆杂交遗传分析

(三)对自由组合遗传分析的验证

为验证自由组合遗传分析的正确性,孟德尔仍然采用测交实验的方法,即用子一代黄圆豌豆与双隐性绿皱豌豆进行杂交(图 2-30)。按照孟德尔的假设,控制 2 对相对性状的 2 对等位基因在形成配子时,等位基因彼此分离,非等位基因自由组合,因此,子一代黄圆豌豆(*YyRr*)必将产生 4 种不同类型但数量相等的配子,即 *YR*、*Yr*、*yR*、*yr*,而绿皱豌豆(*yyrr*)只能产生 1 种类型的配子即 *yr*。随机受精后,后代将会出现黄圆(*YyRr*)、黄皱(*Yyrr*)、绿圆(*yyYr*)、绿皱(*yyrr*)4 种表现型,而且其比例应为 1:1:1:1(图 2-30)。测交实验结果与分析结果完全一致,从而证实了孟德尔的自由组合分析是正确的。

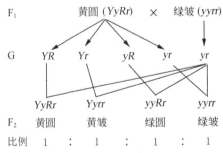

图 2-30　子一代黄圆豌豆测交实验

(四)自由组合定律的内容和细胞学基础

孟德尔根据上述实验结果,总结出基因的自由组合定律:生物在形成配子时,等位基因彼此分离,非等位基因以均等的机会随机组合到不同的配子中。在形成配子的减数分裂过程中,同源染色体分离,非同源染色体随机组合进入到不同的配子中,是自由组合定律的细胞学基础。

重点提示

①自由组合定律揭示的是位于非同源染色体上的 2 对(或多对)等位基因控制的 2 对(或多对)相对性状的遗传规律。②自由组合定律的实质是非等位基因的自由组合。

自由组合定律也是普遍应用的遗传规律。当一个家系中出现 2 种单基因遗传病,且这 2 种单基因遗传病的受控基因位于不同对的同源染色体上,对此可用自由组合定律来分析该家系成员发病情况,并且可推断出后代的基因型、表现型以及它们出现的概率。

三、连锁与互换定律

1910 年,美国遗传学家摩尔根(Morgan)和他的学生们在孟德尔定律研究的基础上,以果蝇为实验材料进行大量的杂交实验,提出了基因的连锁与互换定律。

(一)完全连锁遗传

野生果蝇身体呈灰色,两翅很长,摩尔根等在实验饲养过程中发现了身体呈黑色,残翅的突变型果蝇。他们选择野生的灰身长翅果蝇和黑身残翅果蝇作为亲本进行杂交,子一代都是灰身长翅果蝇。这说明,果蝇的灰身对黑身是显性,长翅对残翅是显性。然后用子一代灰身长翅雄果蝇与黑身残翅雌果蝇进行测交,按照自由组合定律分析,测交后代,应该出现灰身长翅、灰身残翅、黑身长翅、黑身残翅 4 种类型,而且成 1∶1∶1∶1 的比例。然而测交后代只出现灰身长翅和黑身残翅 2 种亲本组合类型,数量各占 50%,比例为 1∶1,与预期的结果相差甚远(图 2-31)。

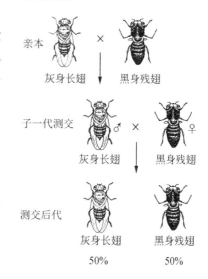

图 2-31　雄果蝇的测交实验

为什么会出现如此结果呢? 灰身是显性性状,受显性基因 B 控制,黑身是隐性性状,受隐性基因 b 控制,长翅是显性性状,受显性基因 V 控制,残翅是隐性性状,受隐性基因 v 控制。亲本灰身长翅果蝇的基因型为 BBVV,只能产生一种配子 BV;亲本黑身残翅果蝇的基因型为 bbvv,也只能产生一种配子 bv,受精后子一代个体基因型为 BbVv,表现型为灰身长翅。摩尔根认为,控制这 2 对相对性状的 2 对等位基因位于同一对同源染色体上,基因 B 与 V 位于 1 条染色体上,基因 b 与 v 位于该同源染色体中的另一条染色体上,那么在形成配子时,BV 和 bv 只能随各自所在的染色体作为一个整体传递,而不能自由组合。因此,子一代灰身长翅雄果蝇($BbVv$)只能形成BV和bv2种精子,且数量相等。这2种精子分别与隐性亲本黑身残翅雌果蝇($bbvv$)产生的卵子(bv)受精后,其后代必将只产生灰身长翅$BbVv$和黑身残翅$bbvv$2种类型的果蝇,比例为1:1(图2-32)。

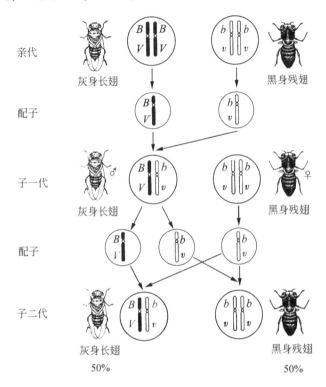

图2-32 果蝇的完全连锁遗传分析

摩尔根把位于同一条染色体上的不同基因伴随传递的现象称为连锁。如果连锁的基因没有发生互换,作为一个整体向后代传递,这种连锁称为完全连锁。完全连锁遗传的特点是杂合子测交后代完全是亲本组合类型,比例为1:1。

人类的基因有30 000个左右,分布在24条染色体上,每一条染色体上都带有很多基因。位于同一条染色体上的基因,彼此间相互连锁构成了一个连锁群。生物所具有的连锁群的数目一般与生物体细胞中染色体的对数相一致。如果蝇有4对染色体,可构成4个连锁群;人类有23对染色体,22对常染色体构成22个连锁群,X和Y染色体各构成了一个连锁群,因此,女性有23个连锁群,男性有24个连锁群。

在生物界,完全连锁遗传的情况很少见,只发现雄果蝇和雌家蚕有此情况,其他生物中普遍存在的是不完全连锁遗传。

(二)不完全连锁遗传

摩尔根用子一代灰身长翅雌果蝇和黑身残翅雄蝇果进行测交,测交后代出现灰身长翅、黑身残翅、灰身残翅、黑身长翅4种类型的果蝇。前2种与亲本性状相同,是亲本组合类型,各占41.5%;后2种是原来亲本未有的性状组合,是重新组合类型,各占8.5%。实验结果既不同于雄果蝇的完全连锁,也无法用自由组合定律解释(图2-33)。

　　怎样解释这一结果呢? 摩尔根认为,基因的连锁关系不是绝对的,有时也会发生改变。子一代灰身长翅雌果蝇($BbVv$)在形成卵子的减数分裂过程中,多数情况连锁基因 BV 和 bv 之间没有发生互换,基因 B 和 V、b 和 v 仍保持原有的连锁关系;少数情况由于减数分裂过程中同源染色体联会后,同源非姐妹染色体单体之间发生片段交换,使原连锁基因 BV 和 bv 之间发生互换而导致基因重组,从而形成了 Bv、bV 2 种卵子。这样子一代雌果蝇就形成了 BV、bv、Bv 和 bV 4 种类型的卵子,当与精子 bv 受精后,将会产生 4 种类型的后代:灰身长翅($BbVv$)、黑身残翅($bbvv$)、灰身残翅($Bbvv$)、黑身长翅($bbVv$)。但

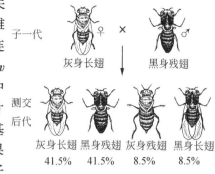

图 2-33　雌果蝇的测交实验

由于发生同源非姐妹染色单体间交换的细胞毕竟是少数,因此,子一代雌果蝇产生的 BV 和 bv 的卵子数量多,而 Bv 和 bV 的卵子数量少,这 4 种卵子分别与精子 bv 受精,所以测交后代亲本组合类型多,重新组合类型少(图 2-34)。

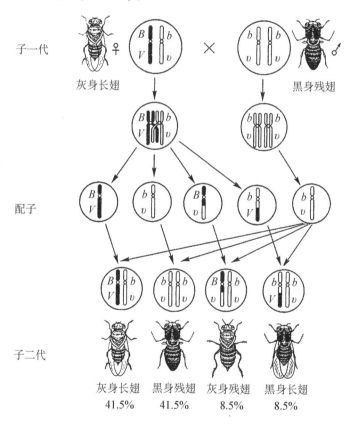

图 2-34　果蝇的不完全连锁遗传分析

　　像这样,位于同一染色体上的连锁基因大部分联合传递,仅有少部分由于互换而发生基因重组(即产生新的基因组合)的现象称为不完全连锁。不完全连锁遗传的特点是杂合子测交

后代亲本组合类型多,重新组合类型少。

(三)连锁与互换定律的内容和细胞学基础

根据以上杂交实验,摩尔根总结出基因的连锁与互换定律。

1. 生物体在形成配子时,位于同一条染色体上的连锁基因作为一个整体随同该染色体向后代进行传递,称为基因的连锁定律。

2. 生物体在形成配子时,由于连锁基因之间可能发生互换,使原来连锁在一起的基因发生重新组合,形成新的基因连锁关系,称为基因的互换定律。

在配子形成的减数分裂过程中,同源染色体联会,同源非姐妹染色单体之间发生片段交换是互换定律的细胞学基础。

重点提示

①连锁与互换定律揭示的是位于同源染色体上的 2 对(或多对)等位基因的遗传规律。②互换定律的实质是同源非姐妹染色单体间发生交换而产生新的基因重组。③在完全连锁遗传中,只存在基因的连锁 1 种情况;在不完全连锁遗传中,基因的连锁与基因的互换 2 种情况并存,但连锁仍然占主体。

(四)互换率

同一连锁群中各对等位基因可能发生互换而重组。子代中出现重组类型数占全部子代总数的百分率,称互换率或重组率。

$$互换率(\%) = 重组合类型数 / (重组合类型数 + 亲组合类型数) \times 100\%$$

一般来说,同源染色体上的 2 对等位基因相距越远,发生互换的可能性越大;反之,发生互换的可能性越小。因此,互换率反映了 2 个基因在同一条染色体上的相对距离。基因在染色体上的距离可用图距单位来衡量,一般以厘摩(cM)来表示,1cM = 1% 互换率。根据互换率的大小,可以推测基因在染色体上的相对位置,由此构成染色体上的基因连锁图。

在医学实践中,如果遇到在一个家系中同时存在 2 种单基因病,而且控制 2 种单基因病的致病基因位于一对同源染色体上,其遗传方式受连锁与互换定律制约,估计该家系中遗传病的再发风险就要应用连锁与互换定律,子代重组合类型出现的比例由 2 对基因的互换率决定。

讨论与思考

1. DNA 分子具有怎样的分子结构使其实现如此重要和微妙的功能?

2. 根据你所学的知识讨论 DNA、RNA 和蛋白质三者的关系。

3. 比较有丝分裂和减数分裂有何异同?

4. 在人类精子的发生过程中,①如果减数分裂后期Ⅰ发生了性染色体不分离,从性染色体组成来看可以形成哪些类型的精子?②如果后期Ⅱ发生了性染色体不分离,又可形成哪些类型的精子?③这些不同类型的精子如与正常卵子结合,将会产生怎样的结果?

5. 人类惯用右手受显性基因 A 控制,惯用左手受隐性基因 a 控制,下列家庭的子女会出现哪些基因型?哪些表现型?其比例如何?①AA×aa;②Aa×aa;③Aa×Aa;④aa×aa

6. 在人类中,双眼皮受显性基因 C 控制,单眼皮受隐性基因 c 控制,褐色眼受显性基因 D 控制,而蓝色眼受隐性基因 d 控制。双亲的基因型皆为 $CcDd$ 的家庭,其子女中双眼皮蓝眼睛和单眼皮蓝眼睛各占比例如何?(控制眼皮的基因和控制眼睛颜色的基因分别位于不同的同源染色体上)

(江新华　孙志国　田廷科)

第 3 章

出生缺陷基础

学习要点

1. 出生缺陷的概念
2. 出生缺陷的分类
3. 出生缺陷的发生原因
4. 胚胎发育与出生缺陷的发生

出生缺陷日益成为突出的公共卫生问题和社会问题。据估计,目前我国出生缺陷发生率在 5.6% 左右,每年新增出生缺陷数约 90 万例。出生缺陷不仅影响儿童的生命健康和生活质量,而且影响整个国家人口素质和人力资源的健康存量,影响经济社会的健康可持续发展。

第一节　出生缺陷概述

一、出生缺陷的概念

出生缺陷也称发育缺陷,是指婴儿出生前发生的身体结构、功能或代谢异常。出生缺陷包含的内容很广,既包括形态结构的异常(大体和细微),也包括功能、代谢、行为的异常;既包括染色体异常,也包括基因异常(单基因和多基因);既包括遗传因素所致的出生缺陷,也包括环境因素致畸、致突变造成的缺陷。有些出生缺陷是严重的,可以导致死亡或造成终身残疾,有些出生缺陷是很轻微的,对生长发育和身体健康影响不大。有些出生缺陷在婴儿出生时即能肉眼识别,如唇腭裂、并指(趾)等;有些出生缺陷只有通过遗传学检查、病理解剖或其他技术手段才能诊断出来,如消化道狭窄、先天性心脏病等;还有些出生缺陷要随着儿童生长发育才逐渐显露出来,如内脏异常、智力低下等。分娩所致的个体形态、结构等方面的异常不属于出生缺陷范畴。

重点提示

　　出生缺陷应与先天畸形相区别,出生缺陷不仅包括形态发育异常,还包括功能异常,且有些缺陷要在儿童发育过程中才被发现。先天畸形专指形态结构异常为主要特征的出生缺陷,是出生缺陷的主要表现形式之一。

二、出生缺陷的分类

　　根据出生缺陷的定义及其涵盖的范围,出生缺陷几乎包括出生检查时检查出的所有异常和出生后发现的源于胚胎发育异常的疾病。由于出生缺陷的种类繁多,表现形态多种多样,发生过程错综复杂,很难将所有出生缺陷纳入任何一个分类系统。研究人员从不同学科的角度和分类目的出发,提出了多种分类方法。

　　根据出生缺陷的严重程度,可将其分为重大出生缺陷和轻微出生缺陷两类。前者是指需进行较复杂的内科、外科及矫形处理的出生缺陷,后者则不需要进行复杂处理。

　　根据出生缺陷的发生原因,可将其分为遗传因素、环境因素和原因未明三大类。遗传因素引起的出生缺陷可分为染色体异常、单基因病、多基因病。环境因素引起的出生缺陷,又可分为药物、化学物质、生物致畸因子、物理致畸因子、母体疾病等导致的出生缺陷。现有出生缺陷中仍有60%~70%原因不明,随着医学的进步,出生缺陷的发生原因将会逐渐明了,其中部分可能为环境与遗传因素共同影响所致。

　　根据出生缺陷的胚胎发育过程,可将其分为整胚发育畸形(如胚胎早期死亡)、胚胎局部发育畸形(如头面部发育不全)、器官畸形(如室间隔缺损)、发育过度畸形(如多指、多趾畸形)、吸收不全畸形(如蹼状趾)和重复畸形(如连体儿)。

　　根据出生缺陷的形成方式,可将其分为变形缺陷(如宫内压迫引起马蹄足)、裂解缺陷(如膈疝、室间隔缺损)、发育不良(如成骨发育不良、幼稚子宫)和畸形缺陷(如无脑儿、先天性心脏病)。

三、出生缺陷的病因

　　出生缺陷的病因十分复杂,个体层次的直接原因是遗传因素、环境因素以及遗传因素与环境因素共同作用的结果。目前的研究表明,大多数出生缺陷是由多种原因共同造成的,而单独由遗传和环境因素造成的缺陷并不多,只是在不同疾病中两者的主次不一样。出生缺陷的各种病因见表3-1。

(一)遗传因素与出生缺陷

　　遗传因素是指由于人的遗传物质发生了对人有害的改变,包括基因突变和染色体畸变,而且,这种有害的改变能够遗传给子孙后代。一些遗传因素直接导致出生缺陷,如染色体病、单基因病;但在多数情况下,遗传因素通过改变个体对环境因素的易感性而降低或增加出生缺陷发生的危险性。如多基因病的发生是遗传因素和环境因素共同作用的结果,在这里遗传因素增加了个体出生缺陷的危险性。

表 3-1　人类出生缺陷发生的原因频率

原因	先天性缺陷患者* 总数中频率(%)
遗传因素	
染色体畸变	5~10
基因突变(单基因、多基因突变)	20
环境因素	
放射线(受精后 12 日至出生时)	<1
母体疾病#	2~3
宫内感染(梅毒)	2~3
药物与环境化学物质	1
环境与遗传因素相互作用	62~69

＊ 最大值包括两年内确诊的;# 除营养缺乏。

(二)环境因素与出生缺陷

环境因素的致畸作用早在 20 世纪 40 年代就已被确认,某些环境因素如放射线、感染、化学物质、药物、母体疾病等,在胚胎发育的不同时期可选择性地作用于发育过程中的胚胎或胎儿,致使其形态或功能异常而导致先天性畸形;也可作用于亲代的生殖细胞影响其发育,导致畸形发生。能引起出生缺陷的环境因素统称致畸因子。尽管在胚胎发育中胎盘是一个保护性屏障,但不少致畸因子还是可以通过胎盘,干扰胚胎正常发育的。诱发先天畸形的致畸因子种类很多,范围很广,包括物理因素、化学因素、生物因素、营养缺乏、不良嗜好、母体疾病等。

(三)环境因素与遗传因素相互作用

在出生缺陷的发生过程中,环境因素与遗传因素的相互作用可表现为:环境致畸因子引起染色体畸变或基因突变而变异,造成先天性畸形;通过胚胎的遗传特性表现及基因型决定而影响胚胎对致畸因子的易感性。例如,一个或多个基因与出生前或怀孕前的环境因素之间发生交互作用:母亲吸烟会使控制生长因子的基因变异,明显增加唇腭裂婴儿的风险;妊娠期饮酒,并以某种取决于基因的方式代谢乙醇的妇女,生育酒精综合征婴儿的危险性增加。

20 世纪 80 年代,美国学者 Wilson 提出的出生缺陷综合病因分析认为遗传因素引起的出生缺陷占 25%,环境因素引起的出生缺陷占 10%,这 2 种因素相互作用加上其他不明原因造成的出生缺陷占 65%。从表 3-1 可以看出环境与遗传因素共同作用所致的多因子异常频率为 62%~69%,其所占比例较高。

(重点提示)

孕妇能否获得必要的孕期保健服务,能否在一个健康的生活环境中完成妊娠等一系列社会环境因素,均对出生缺陷的发生产生重要影响。因此,出生缺陷的发生除与遗传因素、有害环境因素有关外,还与家庭和社会层次的间接原因有关。

第二节　胚胎发育与出生缺陷的发生

胚胎发育是由细胞分化、组织诱导、形态发生和胚体整合等一系列生命现象组成的一个复杂的程序性表达过程，无论哪种致畸因子引起先天畸形都是通过干扰这一表达过程的一个或几个环节，导致胚胎发育紊乱来实现的。人体胚胎发育大致可分为胚胎前期、胚胎期和胎儿期3个阶段。胚胎发育的各个阶段均可能发生畸形，但易发程度有很大差别，最易发生先天畸形的胚胎发育阶段称畸形易发期。

重点提示

发育中的胚胎受到致畸作用后，是否发生畸形，发生什么样的畸形，不仅取决于致畸因子的性质和胚胎的遗传特性，而且取决于胚胎受到致畸因子作用时所处的发育阶段。

一、胚 胎 前 期

胚胎前期指受孕后2周(末次月经的第14~28天)，经过卵裂至三胚层形成。此时的胚胎呈细胞胚体，尚无细胞及组织器官的分化，胚体细胞有分化为胚胎各类细胞的潜力。在此期，如果致畸因子作用强，胚体细胞全部死亡或大部分死亡，易致早孕流产；如果致畸因子作用弱，只有少数细胞死亡，其他未受损细胞会给予代偿，自行修复，继续正常发育，不出现异常。因此，胚胎前期不属于畸形易发期，而是易受致畸因子作用导致胚胎死亡时期，但并不是说胚胎前期绝对无畸形发生。极少数情况下，某些致畸因子引起胚体细胞的遗传物质改变或母体内环境的改变，也会发生畸形。如孕妇在受精后的第1~8天缺氧，胎儿可有眼缺陷；受精后第8~10天，单卵双胎的胚泡如果受到损伤，有可能造成分裂中细胞的彼此不完全分离，而形成各种联体畸形。

二、胚 胎 期

胚胎期指受孕后3~8周(末次月经的第5~10周)，此期是人胚胎发育的最关键时期，是胚胎体形建立及基本器官形成期。此期胚体出现明显的形态分化，体节分化，颜面形成，肢芽及感官出现。胚胎期是神经、循环、呼吸和泌尿生殖等主要系统的雏形结构建立和各组织器官分化时期，也是神经管闭合，脑、心、肾发育，肠转位，四肢生长，颜面融合的关键时期。此时期的每一个发育环节都易受到致畸因子的干扰，特别是器官原基的出现和分化受到干扰而发生器官水平的畸形。因此，胚胎期是整个胚胎发育过程中畸形发生率最高的畸形易发期(敏感期)，而且此期发生的畸形往往较为严重且复杂。

三、胎 儿 期

胎儿期指受孕后9~38周(末次月经的第11~40周)，此期各器官系统迅速生长，逐渐发育成形，建立生理功能。此期相对于胚胎期而言，对致畸因子的敏感度下降，因此，在此期很少发生肉眼可见的大畸形,但可在组织和功能水平上发生非器官形态畸形,主要为微小畸形和功能异常。少数分化较晚的器官,此时期仍会出现器官水平上的畸形,如外生殖器发育不全、隐睾等。中枢神经系统在此期对致畸因子仍较敏感。有研究表明,脑的生长加速期在胎儿期15~20周,脑细胞分化始自胎儿期30周至1岁半。

综上所述,当胚胎某器官处在迅速分化和形态发生阶段最易受致畸因子的损伤而致畸。由于各器官分化和形态发生的迟早不一,每个器官都各自有畸形易发期,即按照形态发生和器官分化的顺序不同,不同时期受致畸因素影响时,出现不同类型的先天畸形和发育障碍。如受精后第21~40天,胚胎心脏最易受影响;在受精后的第15~46天四肢和眼睛最易受影响;神经系统的易发期最长,为受精后第15天直至胎儿出生,最敏感期为受精后第15~37天。由于各器官系统的易感期有交叉,故往往可出现多种畸形并存。各主要器官系统的易感期如图3-1所示。

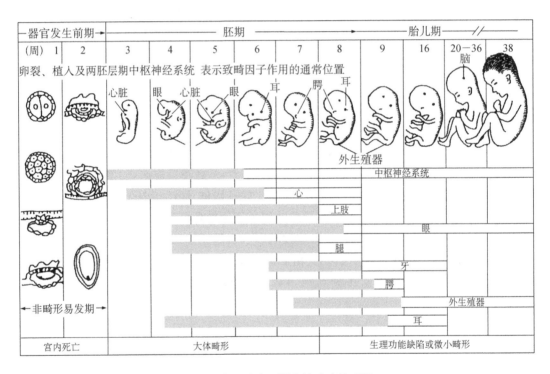

图3-1 人胚胎主要器官的致畸敏感期

讨论与思考

1. 什么是出生缺陷? 出生缺陷发生的病因是什么?
2. 为什么说妊娠3~8周是致畸敏感期?

(赵　健)

第4章

遗传因素与优生

> **学习要点**
> 1. 遗传病的概念、特点和类型
> 2. 染色体畸变的概念和类型
> 3. 常见染色体病的临床表现、核型、发生原因和优生指导
> 4. 单基因遗传病的概念、遗传方式和系谱分析
> 5. 常见单基因遗传病临床表现、遗传特征和优生指导
> 6. 多基因遗传病的概念、特点和发病风险估计
> 7. 常见多基因遗传病的临床表现、遗传特征和优生指导
> 8. 遗传病的诊断、治疗方法
> 9. 遗传病预防的主要环节
> 10. 遗传咨询的对象、内容和步骤

　　随着现代医疗水平的不断提高,历史上曾严重威胁人类健康的急性传染性疾病、流行病的发生率已显著下降,而由遗传因素引起的疾病的发生率和危害性逐渐凸显,遗传病已经成为损害人类健康和降低人类生活质量的一个重要因素。遗传与优生之间有着密切的关系,若能认清遗传病的发生机制、传递规律,掌握遗传病诊断、防治方法,采取优生措施,可有效降低遗传病的发生,提高人口素质。

第一节　遗传病概述

一、遗传病的概念

　　遗传病是指细胞内遗传物质发生改变所引起的疾病。细胞内遗传物质的改变主要有基因突变和染色体畸变 2 大类。可以是在生殖细胞或受精卵内发生遗传物质改变,形成基因病和染色体病;也可以是在线粒体内发生遗传物质改变,形成线粒体遗传病;还可以是在体细胞内发生遗传物质改变,形成体细胞遗传病。遗传病除了遗传物质改变外,还具有以下 4 个特点。

(一)遗传病的垂直传递

遗传病在具有血缘关系的个体之间一般呈垂直传递,它不会延伸至无血缘关系的成员(如夫妻)。这种特征在显性遗传方式的遗传病家系中特别突出。但垂直传递的特点并不是在所有遗传病家系中都能观察到,因为有些遗传病,由于患者活不到生育年龄,则观察不到垂直传递的特点。

(二)遗传病的先天性

大多数遗传病具有先天性的特点。所谓先天性是生来就有的特性。先天性疾病则是指个体出生后即表现出来的疾病。很多遗传病属于先天性疾病,如白化病、唐氏综合征、多指(趾)畸形、唇(腭)裂等。而有些遗传病并不表现出先天性,如慢性进行性舞蹈症是一种典型的常染色体显性遗传病,患者多在 35 岁以后才发病。反之,并不是所有的先天性疾病就是遗传病,如妇女妊娠早期感染风疹病毒,导致胎儿患有先天性心脏病或先天性白内障等,患儿虽然出生时就患有心脏病或白内障,属于先天性疾病,但这并不是遗传病。

(三)遗传病的终生性

大多数遗传病表现有终生性的特点。由于遗传病的发生是由遗传物质改变引起的,目前大多数遗传病还缺乏有效的临床治疗手段,疾病难以得到根治。虽然患者通过饮食治疗、临床治疗以及当前发展的基因治疗技术,有可能预防发病或改善临床症状,但导致疾病发生的遗传物质尚无法从根本上发生改变,患者终生难以治愈,致病基因仍可传递给子女。

(四)遗传病的家族性

遗传病往往具有家族性的特点。所谓家族性是指疾病的发生所具有的家族聚集性。许多遗传病(特别是显性遗传病)往往表现出发病的家族聚集性,如 Huntington 舞蹈症、低磷酸血症性佝偻病、多发性结肠息肉等。但有些遗传病(特别是隐性遗传病和染色体病)并不一定表现为家族性,如苯丙酮尿症就看不到家族聚集现象,而往往呈散发病例。反过来,家族性疾病也不一定就是遗传病,如同一家庭由于饮食中长期缺乏维生素 A 引起的家族性夜盲症就不能认为是遗传病。

> **重点提示**
>
> 遗传病应与先天性疾病、家族性疾病相区别,遗传病具有家族性、先天性的特点,但不是所有的先天性疾病、家族性疾病都是遗传病。

二、遗传因素和环境因素在疾病发生中的作用

人类的一切性状或疾病都可以看成是由遗传因素和环境因素共同作用的结果。根据遗传因素和环境因素在不同疾病发生中的作用不同,可将疾病分为 4 类(图 4-1)。

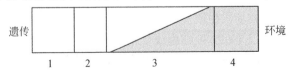

图 4-1 遗传因素和环境因素在疾病发生中的作用

(一)完全由遗传因素决定发病,看不到特定环境因素的作用

此类疾病的发生完全由遗传因素决定,看不到特定环境因素的作用。例如白化病、血友病A、成骨不全等许多单基因遗传病以及染色体病。

(二)基本上由遗传因素决定发病,但需要环境因素作为诱因

此类疾病往往具有特定的基因型,但需要在环境因素诱发的情况下才能发病。如苯丙酮尿症患者的发病除了本身的基因缺陷外,还要摄入含苯丙氨酸量多的食物才能诱发本病;葡萄糖-6-磷酸脱氢酶缺乏症患者也是只有吃了蚕豆或服用伯氨喹类、磺胺类等具有氧化作用的药物以后才能诱发溶血性贫血。

(三)遗传因素和环境因素对发病都起作用

此类疾病是由遗传因素和环境因素共同作用的结果,但在不同疾病中,遗传因素对发病所起作用大小是不同的。这类疾病属多基因遗传病。

(四)发病完全取决于环境因素,与遗传因素基本无关

如临床疾病中的烧伤、烫伤、中毒和营养性疾病等。但这类疾病损伤后的修复与个体的遗传类型有关。

上述前 3 类疾病的发生都有一定的遗传基础,属于遗传病。

(重点提示)

①用"遗传-环境"的观点观察人类疾病易于深入疾病本质,有利于人类疾病的防治。②某些遗传病(苯丙酮尿症、蚕豆病)个体只须避开诱发疾病发生的环境因素即可达到预防的目的。③由环境因素引起的疾病,可通过检出遗传上易感个体加以切实可行的重点防护。

三、遗传病的分类

人类遗传病的种类繁多,现代医学遗传学根据遗传物质的改变方式和传递情况的不同,将人类遗传病划分为以下 5 类。

(一)单基因遗传病

由于单个基因突变引起的疾病称为单基因遗传病。目前已被确定的人类单基因遗传病至少有7000多种,在群体中的发病率为 3%~5%。

(二)多基因遗传病

由多对微效基因和环境因素共同作用引起的疾病称为多基因遗传病。现已认识的多基因遗传病近 100 种,在群体中的发病率高达 15%~20%。

(三)染色体病

由于染色体结构或数目异常引起的疾病称为染色体病。根据异常染色体的不同,又分为常染色体病和性染色体病。目前已确定的人类染色体病有 100 多种,在群体中的发病率为0.5%~1%。最常见的染色体病为唐氏综合征。

(四)体细胞遗传病

由于体细胞中遗传物质改变引起的疾病称为体细胞遗传病。这类遗传物质的突变只发生在特定的体细胞内,与生殖细胞无关,所以体细胞遗传病一般不遗传给后代。体细胞遗传病有几十种,典型代表是恶性肿瘤。

(五)线粒体遗传病

由于线粒体内的 DNA 突变引起的疾病称为线粒体遗传病。线粒体遗传病呈现母系遗传的特点,如 Leber 遗传性视神经病。

第二节 染 色 体 病

人类染色体病是由于染色体异常引起的疾病。由于染色体是遗传物质的载体,人类的每条染色体上平均携带有上千个基因,当染色体发生数目异常或结构畸变时,都将引起许多基因的增加或减少,从而产生多种畸形或异常的综合征。

重点提示

①染色体畸变是染色体病产生的基础,因为它涉及基因的增减或位置的改变,破坏遗传平衡。②无论染色体数目异常或结构畸变都会导致遗传物质有较大改变,相对于单基因病和多基因病,染色体病对人体的遗传危害更大,后果更严重。

一、染色体畸变

染色体畸变是指细胞中染色体数目和结构发生改变,包括染色体数目畸变和染色体结构畸变。

(一)染色体数目畸变

染色体数目畸变是指细胞中染色体数目的增加或减少,包括整倍性改变、非整倍性改变和嵌合体。

1. **整倍性改变** 体细胞中的染色体数目以染色体组为单位整倍地增加或减少,称为整倍性改变。人类正常生殖细胞中的全套染色体称为 1 个染色体组,含有 1 个染色体组的细胞或个体称为单倍体(以 n 表示),例如人类的正常精子、正常卵子都是含有一个染色体组的单倍体(n),即 $n=23$。人类正常的体细胞中有 46 条染色体,含有 2 个染色体组,称为二倍体($2n$),即 $2n=46$。若体细胞中含有 3 个染色体组,染色体数为 $3n$,则称为三倍体。体细胞中含有 4 个染色体组,染色体数为 $4n$,即为四倍体。三倍体及三倍体以上统称为多倍体。多倍体的形成主要是由于受精卵发生了双雄受精、双雌受精或核内复制而导致。

人类的全身性三倍体是致死的,在流产胎儿中较常见,存活到出生的多为二倍体和三倍体的嵌合体。四倍体比三倍体在临床上更为罕见。多倍体是流产的主要原因,约占流产的 20%。

2. **非整倍性改变** 体细胞中的染色体数目在二倍体的基础上增加或减少了 1 条或数条,称为非整倍性改变,这样的细胞或个体称为非整倍体。这是临床上最常见的染色体畸变类型。

(1)亚二倍体:体细胞中的染色体数目比二倍体少了 1 条或数条,称为亚二倍体。若某对染色体缺失了 1 条染色体,则构成单体型,如核型为 45,X 的 Turner 综合征是人类单体型病例中最典型的。

(2)超二倍体:体细胞中的染色体数目比二倍体多了1条或数条,称为超二倍体。若某对染色体多了1条染色体,则称为三体型。三体型是人类染色体数目畸变类型中最常见的,如21-三体型、18-三体型、13-三体型和X三体型。若某对染色体多出了2条或2条以上,则构成多体型。多体型常见于性染色体异常,如四体型的48,XXXX和五体型的49,XXXXY。

非整倍体形成的主要原因是细胞分裂(有丝分裂或减数分裂)过程中出现了染色体不分离或染色体丢失。

(1)染色体不分离:染色体不分离是指在细胞分裂时,一对同源染色体或姐妹染色单体没有分离,同时进入一个子细胞。染色体不分离会导致形成的2个子细胞中,一个子细胞中增加了1条染色体,另一个子细胞中减少了1条染色体。

染色体不分离常发生在减数分裂过程中,后期Ⅰ同源染色体不分离,或者后期Ⅱ姐妹染色单体不分离,结果分裂后产生的生殖细胞,一个生殖细胞多了1条某号染色体,另一个生殖细胞则少了1条该染色体,产生 $n+1$ 和 $n-1$ 类型的异常配子,这种异常配子与正常配子结合,就会形成三体型和单体型的个体(图4-2)。

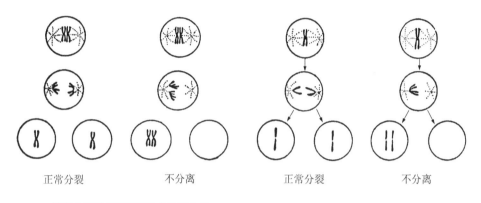

| 正常分裂 | 不分离 | 正常分裂 | 不分离 |

减数分裂后期Ⅰ同源染色体不分离　　　　减数分裂后期Ⅱ姐妹染色体不分离

图4-2　减数分裂染色体不分离

染色体不分离也可发生于受精卵早期卵裂的有丝分裂过程中。若第一次卵裂时发生姐妹染色单体不分离,可形成2个细胞系的嵌合体;若第二次卵裂时发生姐妹染色单体不分离,则形成3个细胞系的嵌合体(图4-3)。

(2)染色体丢失:染色体丢失是指在细胞分裂的过程中,某一条染色体因未和纺锤丝相连而不能移动到两极,或由于移动迟缓,遗留在细胞质中,逐渐分解、消失,而未能进入新细胞核,造成该条染色体丢失的现象(图4-4)。

3. 嵌合体　一个个体同时存在2种或2种以上核型的细胞系,这种个体称为嵌合体。如46,XX/47,XXY;45,X/46,XY等。卵裂过程中染色体不分离或染色体丢失是嵌合体形成的主要方式。嵌合体患者临床症状的轻重与体内2种细胞系所占比例有关。

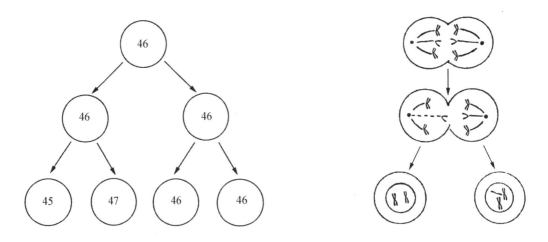

图 4-3 卵裂时染色体不分离与嵌合体形成　　　图 4-4　染色体移动迟缓造成染色体丢失

4. 染色体数目畸变的描述方法　①整倍体核型的描述方法:染色体总数、逗号、性染色体组成。如 69,XXX。②非整倍体核型的描述方法:染色体总数、逗号、性染色体组成,+(-)畸变染色体序号。如某一核型 18 号染色体多了 1 条,其核型描述为:47,XX(XY),+18;少了 1 条 18 号染色体,则核型描述为:45,XX(XY),-18;若是少了 1 条 X 染色体,可描述为 45,X 或 45,XO。③嵌合体核型的描述方法:将 2 种核型都写出来,核型之间用"/"隔开。如 46,XX/47,XX,+21。

(二)染色体结构畸变

染色体结构畸变是指染色体结构的异常改变。染色体结构畸变的根本原因是染色体发生断裂和断裂后的异常重接。如果某条染色体由于受某些理化因素或生物因素的影响发生了断裂,断裂的片断可在原位重接,则染色体恢复原来的结构,将不引起遗传效应。如果染色体断裂后未发生重接或未在原位重接,这将引起各种染色体结构畸变。染色体结构畸变的类型主要有缺失、重复、倒位和易位等。

1. 缺失(deletion,del)　缺失是指染色体片段的丢失,可分为末端缺失和中间缺失 2 类。末端缺失是指 1 条染色体发生断裂后,未发生重接,无着丝粒的末端部分丢失;中间缺失是指 1 条染色体同一臂上发生 2 处断裂,2 个断点之间的片段丢失,其余的 2 个片段重接(图 4-5)。

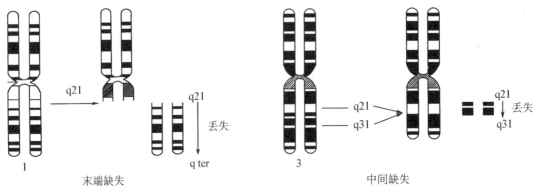

图 4-5　缺失

2. 重复(duplication,dup)　重复是指同一条染色体的某一片段含有 2 份或 2 份以上的结构异常。主要是由于染色体发生断裂后,形成的片段插入到同源染色体或染色单体中,或同源染色体之间发生不等交换。

3. 倒位(inversion,inv)　倒位是指某一染色体发生 2 处断裂后,2 断点之间的片段旋转 180°后重接,造成染色体上基因顺序的颠倒。倒位可分为臂内倒位和臂间倒位。①臂内倒位:某一条染色体的同一臂上(即着丝粒一侧)同时发生 2 处断裂,2 断点之间的片断倒转 180°后重接。②臂间倒位:某一条染色体长臂和短臂(即着丝粒的两侧)各发生 1 处断裂,2 断点之间的片段倒转 180°后重接(图 4-6)。染色体的倒位只是造成基因顺序的改变,一般没有遗传物质的丢失,因此,个体外表正常。具有染色体倒位的个体称为倒位携带者。

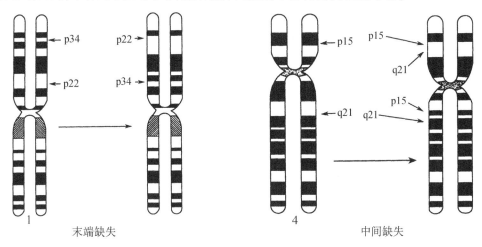

图 4-6　倒位

4. 易位(translocation,t)　易位是指一条染色体的断片移接到另一条非同源染色体的臂上。常见的易位方式有相互易位、罗伯逊易位等。

(1)相互易位:相互易位是指 2 条非同源染色体同时发生断裂,形成的 2 个断片(无着丝粒片段)相互交换位置后重接,形成 2 条异常染色体(图 4-7)。当相互易位仅涉及基因位置的改变,未造成遗传物质的丢失,则称为平衡易位。平衡易位对人体一般不产生严重影响,有平衡易位的个体表型正常,称为平衡易位携带者。

(2)罗伯逊易位:罗伯逊易位又称着丝粒融合,是指发生在近端着丝粒染色体之间的一种易位形式。当 2 条近端着丝粒染色体在着丝粒部位或着丝粒附近发生断裂后,2 个染色体的长臂在着丝粒区结合形成 1 条由长臂构成的新的染色体。2 个短臂也可连接构成 1 条小染色体,遗传物质很少,往往在以后的细胞分裂中丢失(图 4-8)。

5. 染色体结构畸变的描述方法　结构畸变染色体核型的描述方法有简式和详式 2 种。

(1)简式:染色体结构畸变只需用断裂点来表示。描述方法是:①染色体总数;②性染色体组成;③畸变的类型符号;④括号内写明受累染色体序号;⑤再一个括号内注明断裂点的区带号。如 46,XX,del(1)(q21),表示 1 号染色体长臂末端丢失,断裂点在 2 区 1 带;45,XY,t(14;21)(q11;p11),表示 14 号染色体长臂的 1 区 1 带和 21 号染色体短臂的 1 区 1 带同时发生断裂,2 条染色体带有长臂的片段连接,其余部分丢失。

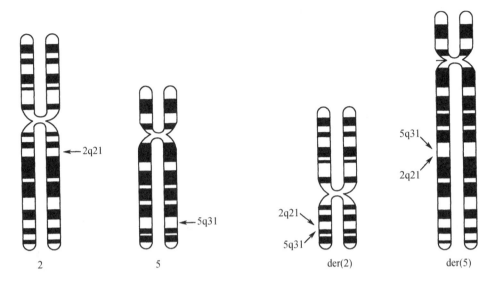

图 4-7 相互易位

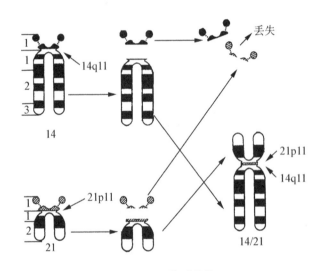

图 4-8 罗伯逊易位

（2）详式：染色体结构畸变用其带的组成来表示。简式中的前 4 项内容相同，只是最后一个括号内不是只描述断裂点，还需描述畸变染色体带的组成。例如：46,XX,del(1)(p ter→q21：)，表示第 1 号染色体长臂的 2 区 1 带发生断裂，其长臂末端部分缺失，仅保留短臂末端至长臂 2 区 1 带处止；45,XY,t(14;21)(14 q ter→14q11：:21p11→21q ter)，表示 14 号染色体长臂的 1 区 1 带和 21 号染色体短臂的 1 区 1 带同时发生断裂，2 条染色体长臂的断片相互连接，即在着丝粒部位融合，形成了 1 条包含 21 号染色体的 21p11→21q ter 片段和 14 号染色体 14q ter→14q11 片段的新染色体，其余的部分均丢失。

二、染色体病

染色体病是由于染色体数目或结构畸变引起的疾病。由于染色体异常涉及多个基因的改变,患者均具有较严重或明显的临床症状,常表现为多种畸形的综合征,如智力低下、生长发育迟缓、多发畸形等,故又称为染色体畸变综合征。已确认的染色体综合征有100多种。染色体病分为常染色体病和性染色体病。

(一)常染色体病

常染色体病是指1~22号常染色体发生数目异常或结构畸变而引起的疾病。常染色体病约占染色体病的2/3。

> **重点提示**
>
> 常染色病共有的临床特征是生长发育迟缓,智力低下,常有特殊皮肤纹理改变,并伴有多发畸形。

1. **唐氏综合征** 又称先天愚型或21-三体综合征,是临床上最常见的一种染色体病。本病于1886年由英国医师John Langdon Down首先描述,故称Down综合征。

(1)发病率:新生儿发病率为1/800~1/600,男性患儿多于女性患儿。

(2)临床表现:患者主要表现为智力低下、生长发育迟缓、特殊的头面部特征等一系列异常体征。严重的智力低下是本病的最突出症状,患者智商低于50,婴儿期安静而呆滞。呈特殊面容,眼间距过宽,眼裂狭小且外眼角向上倾斜,鼻梁扁平,外耳小,耳廓低位,舌巨大并从口中伸出,常流涎,又称伸舌样痴呆。其他症状和体征有:新生儿常有第三囟门,肌张力低下,四肢短小,手短宽而肥,50%患者有通贯手,atd角>60°;约40%患者有先天性心脏病,房、室间隔缺损较为常见;男性患者常有隐睾,无生育能力;女性患者通常无月经,少数能生育,但将此病传给后代的风险较高。

(3)核型:患者核型可分为三体型、嵌合型和易位型3种类型。①三体型。核型为47,XX(XY),+21,约占所有患者的92.5%。发生原因是由于患者双亲之一在形成生殖细胞的减数分裂过程中21号染色体发生不分离。染色体不分离约有95%发生在母方,且发生率随母亲生育年龄的增大而增高,尤其是当母亲年龄高于35岁时其发生率明显增高。②嵌合型。约占全部患者的5%,核型为46,XX(XY)/47,XX(XY),+21。发生原因是由于受精卵在胚胎发育早期的卵裂过程中,21号染色体不分离造成的。嵌合型较为罕见,临床症状多不明显。③易位型。最常见的核型为46,XX(XY),-14,+t(14q;21q),即患者体细胞内少了1条正常的14号染色体,多了1条由14号染色体长臂和21号染色体长臂易位形成的染色体。这种易位可以是新发生的突变,也可以由患者双亲遗传而来。后一种情况下,双亲之一是易位携带者,核型为45,XX(XY),-14,-21,+t(14q;21q),临床症状与21-三体型基本相同,但症状较轻。患儿的父母多为年轻夫妇。

(4)优生指导:生育过唐氏综合征患儿的夫妇,再生育时发病风险比正常孕妇高,应做产前诊断,查看胎儿是否正常。对年龄超过35岁的高龄孕妇,已生育过唐氏综合征患儿、父母之一是累及 21 号染色体罗伯逊易位或其他平衡易位携带者,父母之一是 21 号染色体嵌合体及筛查阳性者,应做胎儿染色体核型分析。父母核型均正常,患儿染色体畸变是新发生时,可生第 2 胎,但须经产前诊断为正常胎儿。如父母之一为同源染色体易位携带者,再发风险为100%,建议不再生育。本病无可靠的治疗措施,主要通过早期教育与训练补偿其智力缺陷。

2. 18-三体综合征　1960 年,Edwards 等首先报道本病,故又称 Edwards 综合征。

(1)发病率:新生儿发病率为1/8000~1/3500,女性患者明显多于男性患者。

(2)临床表现:患者主要表现为生命力低下,智力及发育迟缓,多发畸形。患儿出生时体重偏低,生长发育缓慢,中枢神经系统发育障碍,严重智力低下。头面部畸形,小颌,眼裂小,眼球小,耳廓畸形,低位耳,枕骨凸出,唇裂或腭裂。95%以上患儿有先天性心脏病,多为室间隔缺损。手呈特殊握拳姿势,第 3、4 指紧贴掌心,第 2、5 指压于其上,下肢呈摇椅样畸形足。由于患儿有严重畸形,大多数出生后不久死亡,只有极个别患儿活到儿童期。

(3)核型:80%患者核型为 47,XX(XY),+18,发生原因是患者母亲在形成卵子的减数分裂过程中 18 号染色体发生了不分离。另有 10% 患者为嵌合型,核型为 46,XX(XY)/47,XX(XY),+18。其余为易位型。

(4)优生指导:患儿父母应同时进行染色体核型分析。若父母之一为同源染色体易位携带者,再发风险为100%,不宜再生育。若父母染色体核型分析正常,患儿染色体畸变是新发生的,可再生育,但须进行产前诊断。生育过 18-三体综合征患儿的夫妇,再发病风险比群体患病率高,必须进行产前诊断。如果绒毛细胞或羊水培养,染色体核型分析异常,建议终止妊娠。

3. 13-三体综合征　1960 年,由 Patau 等首先描述本病,故又称 Patau 综合征。

(1)发病率:新生儿发病率约为1/25 000,患者女性明显多于男性,99%的 13-三体综合征胚胎流产,发病率与母亲年龄增长有关。

(2)临床表现:患者畸形比上述 2 种综合征严重,主要症状为:出生体重低,生长发育迟缓,严重智力低下,多发畸形,小头,前额低斜,前脑发育有缺陷,小眼球或无眼球,眼距宽,鼻大而扁平,耳畸形且低位,多数伴唇裂或腭裂,多指(趾),特殊握拳状姿势如 18-三体综合征,80%患有先天性心脏病,1/3 患有多囊肾,男性常有隐睾,女性多有双角子宫及卵巢发育不良。患儿存活率低,90%在 6 个月内死亡,平均寿命不到 100 天。

(3)核型:80%核型为 47,XX(XY),+13,其发生与母亲年龄有关,多出的 13 号染色体多来自母方的减数第一次分裂染色体不分离。15% 为易位型,核型为 46,XX(XY),-14,+t(13q;14q),产生的原因可能由平衡易位携带者的父亲或母亲传来。5% 为嵌合型,核型为 46,XX(XY)/47,XX(XY),+13。

(4)优生指导:同 18-三体综合征。

4. 5p⁻综合征　1963 年,由 Lejeune 等首先报道,因患儿具有特殊的猫叫样哭声,故称为猫叫综合征。

(1)发病率:此病少见,新生儿中发病率为1/50 000,患者女性多于男性。

(2)临床表现:最典型的症状是患儿的哭声尖而弱,与猫叫声相似,随年龄增长,猫叫样哭声可逐渐消失。患儿出生体重低,生长发育迟缓,智力低下。婴儿期表现为小头畸形,满月样面孔,眼间距宽,外眼角下斜,牙错位咬合,耳位低,小颌,腭裂,肌张力低,第 5 指短,内弯。约50%患有先天性心脏病。大部分患者可活到儿童期,但有严重的智力低下。

（3）核型：核型为 46,XX(XY),5p$^-$,发生原因是患者 5 号染色体短臂缺失（断裂点 5p15）。多数病例是父母生殖细胞中新发生的染色体结构畸变引起,10% ~ 15% 是平衡易位携带者产生的异常配子引起。

（4）优生指导：注意有无家族史。染色体病的患儿、父母应同时进行染色体核型分析检查,若父母染色体核型分析正常,患儿染色体畸变是新发生的,可再生育,但须进行产前诊断,查看胎儿是否正常,如胎儿染色体核型异常,建议终止妊娠。

（二）性染色体病

性染色体病是指性染色体发生数目异常或结构畸变而引起的疾病。性染色体虽然只有 1 对,但性染色体病约占染色体病的 1/3。

重点提示

　　性染色体病共有的临床特征是性征发育不全或两性畸形,但有些患者表现并不明显,如只表现为原发性闭经、生育能力下降或轻度的智力低下等。

1. Klinefelter 综合征　1942 年,由 Klinefelter 等首先报道,又称先天性睾丸发育不全综合征。

（1）发病率：本病发病率相当高,在男性新生儿中占 1/1000 ~ 1/500,在不育男性中占 1/10,在身高 180cm 以上的男性中占 1/260,在男性精神发育不全患者中占 1/100。

（2）临床表现：患者外观为男性,儿童期无任何症状,有的小阴茎、小睾丸,青春期开始出现病症。本病的主要特征为患者身材高大,常在 180cm 以上,四肢细长,其体征呈女性化倾向,大部分患者无胡须,无喉结,体毛稀少,皮下脂肪丰富,皮肤细嫩,约 25% 的患者有女性乳房发育。第二性征发育不良,阴茎短小,睾丸小或隐睾,精曲小管萎缩并呈玻璃样变性,不能产生精子,无生育能力。少数患者伴有先天性心脏病,部分患者有轻度或中度智力低下,一些患者有精神异常或精神分裂倾向。

（3）核型：80% 患者核型为 47,XXY。发生原因是由于患者双亲之一在形成生殖细胞的减数分裂过程中性染色体发生不分离,其中 60% 是母亲的染色体不分离,出生患儿的风险随母亲年龄的增加而增大。少数患者为嵌合型,核型为 46,XY/47,XXY,嵌合型患者中若 46,XY 的正常细胞比例大时,其临床症状较轻,可有生育能力。

（4）优生指导：因本病患者多数为新发生的染色体病,患儿父母应同时进行染色体核型分析检查,若患儿父母染色体核型分析正常,可考虑再生育,但须进行产前诊断,查看胎儿是否正常。如经产前诊断为男性患胎,建议终止妊娠。本病治疗以心理治疗和雄激素替代疗法为主。

2. Turner 综合征　1936 年,由 Turner 首先描述,又称先天性性腺发育不全综合征。目前该病多称为先天性卵巢发育不全综合征。

（1）发病率：在新生女婴中发病率约为 1/5000,约 99% 的胎儿自然流产,故本病发病率低。

（2）临床表现：患者外观为女性,出生时体重低,生长缓慢,成年后身材显著矮小,仅有 120 ~ 140cm,后发际低,约 50% 患者蹼颈,肘外翻,盾状胸。尤其表现为第二性征发育差,乳间距宽,乳房发育不良,外阴幼稚,阴毛、腋毛稀少,性腺萎缩呈纤维条索状,无滤泡,子宫发育不全,原发性闭经,一般无生育能力。智力可正常,但低于同胞,或有轻度障碍。

(3)核型:患者核型多为45,X。发生原因是由于患者双亲之一在形成生殖细胞的减数分裂过程中性染色体发生了不分离,约80%不分离发生在父方。另外还有核型为45,X/46,XX的嵌合型。

(4)优生指导:生育过本病患儿的夫妇,再生育应同时进行染色体核型分析检查。若父母染色体核型分析正常,患儿染色体异常为新发生的,可考虑再生育,但须进行产前诊断。若母亲核型分析异常,再次生育的再发风险高,不宜生育,若已怀孕,经产前诊断为患胎,建议终止妊娠。本病治疗采用雌激素疗法,能增加患者身高及改善第二性征发育。

3. 脆性X染色体综合征　1943年Martin首次报道了一个X连锁形式的智力低下家系,即为脆性X染色体综合征。脆性X染色体(fra X)是指在X(q27)处的染色体位置呈细丝样,导致其相连的末端呈随体样结构。由于这一细丝样部位容易发生断裂,故称脆性部位。

(1)发病率:在男性中约为1/1250,女性约为1/2000,仅次于唐氏综合征,是导致人类智力低下占第二位的染色体病。

(2)临床表现:患者主要症状是中度至重度智力低下,智商在20~60,语言障碍,算术能力差,性格孤僻,可表现为多动症,伴精神失常。有特殊面容,颜面瘦长,头大,前额突出,下颌大,下巴突起,大耳朵,嘴大唇厚。男性患者青春期以后出现巨大睾丸,睾丸功能正常,可有正常生育能力。

(3)核型:患者核型为46,fraX(q27)Y。一般认为男性患者的fra X来自携带者母亲。有fra X染色体的女性多表现为携带者,一般不会发病,约有1/3表现为难以察觉的或轻度的智力障碍。

(4)优生指导:临床上若发现原因不明的智力低下患者,建议做*FMR-I*基因突变分析,同时做常规的染色体核型分析,以排除其他染色体异常导致的智力低下。生育过脆性X染色体综合征患儿的夫妇,再次妊娠时,必须做产前诊断,一般认为若发现fra X男胎,建议终止妊娠。因脆性X染色体综合征是一种X连锁隐性遗传病,其子女再发风险高,原则上不宜再生育。本病没有特异性治疗方案,一般针对缺陷开展早期教育和训练。

4. 两性畸形　两性畸形是指性分化异常导致某一个体的性腺、内外生殖系统和第二性征等方面具有不同程度的两性特征。根据患者体内性腺的组成情况,分为真两性畸形和假两性畸形。

(1)真两性畸形:患者体内同时具有睾丸和卵巢2种性腺,内外生殖器也具有两性特征或只表现为男性或女性。真两性畸形较为罕见。患者体内的2种性腺在不同个体中有较大差异,其中40%的患者身体一侧为睾丸,另一侧为卵巢;40%的患者身体一侧为卵巢或睾丸,一侧为卵巢睾;还有20%的患者身体两侧都是卵巢睾。发育不全或部分正常的输卵管、子宫和附睾、精囊在多种并发症中同时存在。外生殖器多难辨认,可为男性或女性。

真两性畸形的核型有多种类型,约57%为46,XX;12%为46,XY;5%为46,XX/46,XY;其余为各种染色体异常。

遗传咨询时,性别的确定对诊断真两性畸形和妊娠母亲的身心健康非常重要。如果有真两性畸形家族史或生育过患儿,其再次妊娠时应抽取羊水做羊水细胞培养或B超下穿刺取脐静脉血做细胞培养,进行染色体核型分析。若胎儿核型异常,建议终止妊娠。若父母染色体核型分析正常,可考虑再生育,但在孕16-20周必须做产前诊断,如胎儿有异常,建议终止妊娠。

（2）假两性畸形：患者体内只有一种性腺，但外生殖器和第二性征兼有两性特征，或者倾向于相反的性别。根据体内性腺为睾丸或卵巢，可将其分为男性假两性畸形和女性假两性畸形。

1）男性假两性畸形：又称男性女性化，患者核型为 46,XY，体内性腺为睾丸，外生殖器介于两性之间，第二性征发育有女性化倾向。如睾丸女性化综合征，患者性腺为睾丸，但其体态却为女性，有似女性的乳房发育，有女性外阴，有阴唇和阴道，但阴道短浅止于盲端，阴毛稀少，无子宫及卵巢，睾丸位于腹腔或腹股沟内。常因无月经或不孕就诊而发现。

2）女性假两性畸形：又称女性男性化，患者核型为 46,XX，性腺为卵巢，外生殖器兼有两性特征，第二性征发育有男性化倾向。先天性肾上腺皮质增生症最为常见，患者体内性腺为卵巢，外生殖器中阴蒂肥大，阴毛呈男性分布，也可有经两侧阴唇愈合形成尿道下裂的各种程度的畸形，有阴囊者多中空，原发性闭经，第二性征多呈男性。

假两性畸形发生的原因有很多，有遗传因素，如睾丸女性化综合征常为 X 连锁隐性遗传，也可能为多基因遗传所致，先天性肾上腺增生症为常染色体隐性遗传；而环境因素也可诱发女性假两性畸形，如保胎时使用黄体酮及孕期使用雄激素，可导致女性假两性畸形。因此，要预防假两性畸形要从遗传因素和环境因素 2 个方面采取适当措施。

第三节　单基因遗传病

单基因遗传受一对等位基因控制，其遗传方式遵循孟德尔遗传规律。单基因遗传病是指由一对等位基因控制而发生的遗传性疾病，简称单基因病，又称孟德尔遗传病。

一、系谱与系谱分析

临床上判断单基因病的遗传方式常用系谱分析法。系谱是指对某遗传病患者家族各成员的发病情况进行详细调查，再以特定的符号和格式绘制成反映家族各成员相互关系和发病情况的图解。

系谱图的绘制常从先证者开始，追溯其直系和旁系各世代成员及该病患者在家族亲属中的分布情况。先证者是指家族第一个就诊或被发现的患病或具有某种性状的成员。一个完整的系谱中不仅包括家族中患病的个体，也包括家族中所有健康成员。根据绘制的系谱图按遗传规律进行分析称系谱分析。系谱分析常用的符号见图 4-9。

重点提示

通过系谱分析可以判断某种遗传病是单基因病还是多基因病，以及确定单基因病的遗传方式，探讨遗传异质性的存在。系谱分析也是遗传风险分析、连锁分析和产前诊断中必不可少的工具。

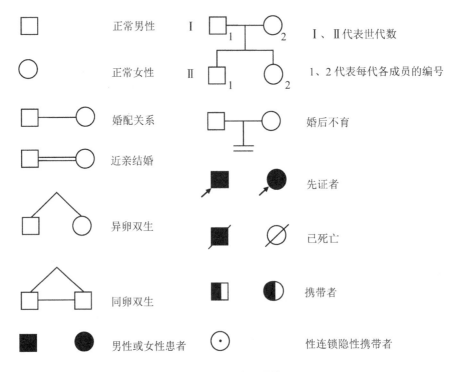

图 4-9　系谱中常用的符号

二、单基因遗传病的遗传方式

根据致病基因所在染色体的不同(常染色体或性染色体),以及致病基因的性质不同(显性或隐性),将单基因遗传病分为常染色体显性遗传病、常染色体隐性遗传病、X 连锁显性遗传病、X 连锁隐性遗传病和 Y 连锁遗传病等。

(一) 常染色体显性遗传病

控制一种性状或遗传病的基因位于 1~22 号常染色体上,其性质是显性的,这种遗传方式称为常染色体显性遗传(AD)。由常染色体上的显性致病基因控制的疾病称为常染色体显性遗传病。如马方综合征、成骨发育不全、家族性高胆固醇血症等。

在常染色体显性遗传病中,假定用 A 表示显性致病基因,用 a 表示隐性正常基因,则基因型为 aa 的个体正常,基因型为 AA 和 Aa 的个体患病。临床上所见患者大多为杂合子(Aa),因为致病基因 A 是由正常基因 a 突变而来,而突变是稀有事件,其频率为每代 10^{-6} ~ 10^{-5}/基因。由于基因表达受各种复杂因素的影响,杂合子(Aa)有可能出现不同的表现形式,如完全显性遗传、不完全显性遗传、共显性遗传、不规则显性遗传和延迟显性遗传等。

1. **完全显性遗传**　指杂合子(Aa)的表现型与显性纯合子(AA)的表现型完全相同。如短指(趾)症、并指 I 型、齿质发育不全症等。

并指 I 型是常染色体完全显性遗传的畸形。患有这种畸形的患者第 3、4 指间有指蹼,其末节指骨愈合,足的第 2、3 趾间有趾蹼。临床上常见杂合子患者(Aa)与正常人(aa)婚配,其所生子女约有 1/2 的概率是患者(图 4-10)。

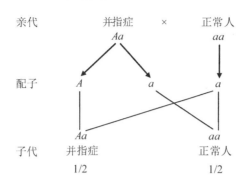

图 4-10 并指(趾)患者与正常人婚配

图 4-11 是一例并指 I 型家族系谱,通过分析可看出常染色体完全显性遗传病的系谱有如下特点:①致病基因位于常染色体上,遗传与性别无关,男女发病机会均等。②患者双亲中往往有 1 人是患者,且绝大多数为杂合子。③患者的同胞和子女中,约有 1/2 的发病风险。④系谱中通常连续几代都可以看到患者,即连续传递。⑤双亲无病时,子女一般不发病,除非发生基因突变才有例外。

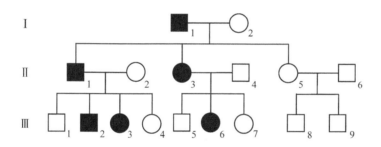

图 4-11 并指 I 型家族系谱

2. 不完全显性遗传 指杂合子(Aa)的表现型介于显性纯合子(AA)和隐性纯合子(aa)的表现型之间。如家族性高胆固醇血症、软骨发育不全等。

软骨发育不全症是不完全显性遗传病。显性纯合子(AA)患者病情严重,多死于胎儿期或新生儿期。杂合子(Aa)病情较轻,患者四肢短粗,下肢内弯,腰椎明显前突,臀部后突,手指粗短,各指平齐,具有特殊面容(头大,前额突出,鼻梁塌陷,下腭突出),身高在 1.3m 左右。隐性纯合子(aa)为健康人。临床上见到的软骨发育不全症患者多为杂合子。

若 2 个杂合子(Aa)患者婚配后,后代中有 1/4 的可能性为重型患者(AA),1/2 的可能性为轻型患者(Aa),1/4 的可能性为正常人(图 4-12)。

3. 共显性遗传 指一对等位基因之间没有显性和隐性的区别,在杂合状态时,2 种基因的作用都能完全表现出来。如人类的 ABO 血型和 MN 血型遗传。

ABO 血型是由定位于 9q34 上的一组复等位基因 I^A、I^B 和 i 所控制。所谓复等位基因是指一对同源染色体某一特定位点上,在群体中有 3 种或 3 种以上的等位基因,但每个个体最多只具有其中的任何 2 个基因。

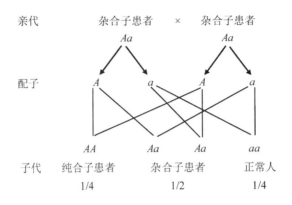

图 4-12 软骨发育不全症杂合子患者间的婚配

表 4-1 ABO 血型系统的基因型和表现型

基因型	表现型（血型）
I^AI^A　I^Ai	A
I^BI^B　I^Bi	B
I^AI^B（共显性）	AB
ii	O

I^A 编码红细胞表面 A 抗原，I^B 编码红细胞表面 B 抗原，i 只决定 H 物质的产生而不能形成 A 抗原和 B 抗原。I^A、I^B 对 i 为显性，而 I^A 和 I^B 没有显性和隐性的区别，表现为共显性，这样 ABO 血型系统的遗传方式就包括常染色体完全显性遗传和共显性遗传 2 种情况，I^A、I^B 和 i 这组复等位基因就可形成 6 种基因型和 4 种表现型（表 4-1）。

（重点提示）

复等位基因来源于一个基因位点所发生的多次独立的突变，是基因突变多向性的表现。复等位基因遗传仍遵循分离定律。

根据分离定律已知双亲血型可以估计出子女中可能出现和不可能出现的血型，即双亲和子女之间在血型上具有特定的遗传关系（表 4-2）。因此，ABO 血型的检测为法医学的亲子鉴定提供了参考依据。

4. 不规则显性遗传 指由于某些因素的影响，有些杂合子（Aa）并不发病或即使发病，但在不同个体中表现程度有差异，如多指（趾）畸形、I 型成骨不全等。

多指（趾）畸形是不完全显性遗传的典型实例，患者的指（趾）数增多，增加的指（趾）可以有完整的全指（趾）发育，也可以只有软组织增加而形成的赘生物。图 4-13 为一例多指畸形家族的系谱，分析系谱可知Ⅲ₂的二伯父是患者，由此可推知Ⅲ₂的致病基因肯定来自父亲。Ⅲ₂的父亲Ⅱ₃携带有致病基因，由于某种原因未能得到表达，所以未发病，但其携带的致病基因仍有 1/2 的可能向后代传递。

表 4-2 双亲和子女之间 ABO 血型的遗传关系

双亲血型	子女中可能的血型	子女中不可能的血型
A×A	A、O	B、AB
A×B	A、B、AB、O	—
A×AB	A、B、AB	O
A×O	A、O	B、AB
B×B	B、O	A、AB
B×AB	A、B、AB	O
B×O	B、O	A、AB
AB×AB	A、B、AB	O
AB×O	A、B	AB、O
O×O	O	A、B、AB

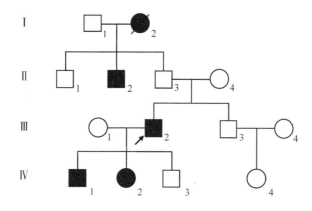

图 4-13 多指畸形家族系谱

不规则显性遗传病的系谱中,虽然具有一些显性遗传病的特点,但由于带有显性致病基因的杂合子有时不表现出相应的遗传病,常常可以看到隔代遗传现象。

5. 延迟显性遗传 指某些带有显性致病基因的杂合子(Aa),在生命的早期不表现出相应的症状,当发育到一定年龄时,致病基因的作用才表现出来。如 Huntington 舞蹈症等。

Huntington 舞蹈症杂合子(Aa)在 20 岁时只有少数发病,多数在 40 岁以后发病,随年龄增大发病率逐渐增加,到 60 岁时发病率可达 94%。患者临床特征为进行性不自主的舞蹈样动作,多数患者以舞蹈动作作为首发症状,随病情加重,出现智能减退,最终成为痴呆。由此可见,年龄对 Huntington 舞蹈症是一个重要的修饰因素。

重点提示

延迟显性遗传病一般都在结婚生育子女以后才逐渐发病,对于预防此类遗传病的发生有特殊的困难,故应加强此类遗传病家族成员的婚育优生指导。

(二) 常染色体隐性遗传病

控制一种性状或遗传病的基因位于 1~22 号常染色体上,其性质是隐性的,这种遗传方式称为常染色体隐性遗传(AR)。由位于常染色体上的隐性致病基因控制的疾病称为常染色体隐性遗传病。如白化病、苯丙酮尿症、半乳糖血症、先天性聋哑等。

常染色体隐性遗传病中基因型 AA 的个体为正常人,基因型 aa 的个体患病。在杂合状态(Aa)下,由于显性正常基因(A)的存在,隐性致病基因(a)的作用被掩盖而不能表现,所以杂合子不发病,但能将致病基因(a)传给后代,这种表现型正常但携带有致病基因的杂合子称为携带者。当一对夫妇均为携带者(Aa)时,其所生子女中,将有 1/4 的可能性为患者(aa),3/4 的可能性为正常人,表现型正常的每个子女均有 2/3 的可能性为携带者(图 4-14)。

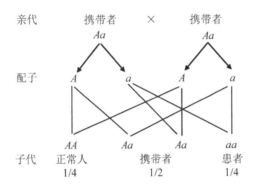

图 4-14　常染色体隐性遗传病携带者间的婚配

先天性聋哑是一种常染色体隐性遗传病,患者由于内耳发育不全而无听觉,不能学习说话而伴发哑,习惯上称聋哑。图 4-15 是一例先天性聋哑家族系谱,通过分析可知常染色体隐性遗传病的系谱有如下特点:①致病基因位于常染色体上,遗传与性别无关,男女发病机会均等。②不连续传递,常为散发,有时在整个系谱中甚至只有先证者一个患者。③患者双亲表现正常,但都是致病基因的携带者。④患者的同胞有 1/4 的发病风险,患者表型正常的同胞有 2/3 的可能性为携带者,患者子女往往正常。⑤近亲婚配时,子女发病风险比随机婚配明显增高。

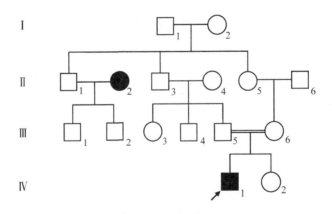

图 4-15　先天性聋哑家族系谱

　　近亲婚配是指 3~4 代内有着共同祖先的个体之间的婚配。由于继承关系,2 个近亲个体可能从共同祖先传来同一隐性致病基因,而婚配后有可能把此基因同时传给子女,使子女同一隐性致病基因纯合概率增加,因此,近亲婚配可导致常染色体隐性遗传病在后代中发病风险增加。

重点提示

　　近亲婚配是遗传病蔓延的"土壤",是培育缺陷儿、低能儿的"温床",故我国婚姻法规定:直系血亲和三代以内旁系血亲禁止通婚。

(三)X 连锁显性遗传病

　　控制一种性状或遗传病的基因位于 X 染色体上,其性质是显性的,这种遗传方式称为 X 连锁显性遗传(XD)。由位于 X 染色体上的显性基因控制的疾病称为 X 连锁显性遗传病。如低磷酸血症性佝偻病、遗传性肾炎、葡萄糖-6-磷酸脱氢酶缺乏症、色素失调症等。

　　在 X 连锁显性遗传病中,假定致病基因为 X^A,正常等位基因为 X^a,则男性基因型有 2 种:X^AY(患者)、X^aY(正常),女性基因型有 3 种:X^AX^A(患者)、X^AX^a(患者)、X^aX^a(正常)。由于女性有 2 条 X 染色体,只要其中任何一条带有致病基因就会发病,故人群中女性患者多于男性患者,约是男性患者的 2 倍。然而,临床上见到的女性患者多为杂合子,且病情较男性轻,可能是正常等位基因起到了功能补偿作用。

　　低磷酸血症性佝偻病患者由于肾小管对磷的重吸收障碍,导致血磷下降,尿磷增多,肠道对钙、磷的吸收不良而影响骨质钙化形成佝偻病。症状多发生在 1 岁左右,最先出现 O 形腿,严重的有 X 形腿、鸡胸等骨骼发育畸形,多发性骨折,并伴有骨骼疼痛、不能行走、生长发育缓慢等症状。女性患者多为杂合子,但病情较轻,佝偻症状不明显。

　　若男性患者(X^AY)与正常女性(X^aX^a)婚配,由于交叉遗传,男性患者的致病基因一定传给女儿,而不传给儿子。因此,女儿全部是患者,儿子全部正常(图 4-16)。遇到这种情况,有产前性别诊断条件的,可考虑选择性生育男孩,避免女性患儿出生。

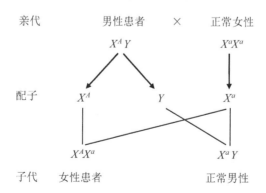

图 4-16　低磷酸血症性佝偻病男性患者与正常女性婚配

若女性杂合子患者($X^A X^a$)与正常男性($X^a Y$)婚配,则儿子、女儿各有 1/2 的发病风险(图 4-17)。再发风险高,若无产前诊断条件,不宜再生育。

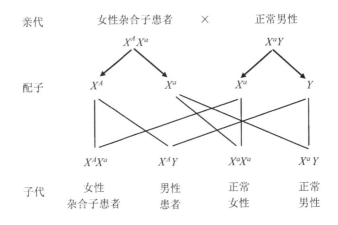

图 4-17　低磷酸血症性佝偻病女性杂合子患者与正常男性婚配

（重点提示）

在 X 连锁遗传中男性患者的致病基因只能从母亲传来,将来只能传给女儿,不存在男性向男性的传递,称为**交叉遗传**。

图 4-18 是一例低磷酸血症性佝偻病系谱,女性患者多于男性患者,先证者Ⅲ$_2$和其妹妹Ⅲ$_4$是患者,致病基因来自父亲Ⅱ$_1$。X 连锁显性遗传病的典型系谱有如下特点:①女性患者多于男性患者,但女性患者的病情往往较轻。②患者双亲之一必定是患者。③男性患者的女儿全部发病,儿子都正常。④女性患者的儿子和女儿各有 1/2 的发病风险。⑤系谱中可看到连续传递。

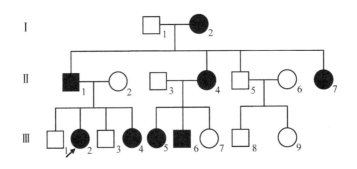

图 4-18　低磷酸血症性佝偻病家族系谱

(四)X 连锁隐性遗传病

控制一种性状或遗传病的基因位于 X 染色体上,其性质是隐性的,这种遗传方式称为 X 连锁隐性遗传(XR)。由位于 X 染色体上的隐性基因控制的疾病称为 X 连锁隐性遗传病。如红绿色盲、血友病、鱼鳞病、家族性低血色素贫血等。

在 X 连锁隐性遗传病中,假定致病基因为 X^a,正常等位基因为 X^A,则男性基因型有 2 种: X^AY(正常)、X^aY(患者),女性基因型有 3 种:X^AX^A(正常)、X^AX^a(正常)、X^aX^a(患者)。由于女性有 2 条 X 染色体,在杂合状态(X^AX^a)时是表型正常的致病基因携带者,只有当隐性致病基因纯合状态时(X^aX^a)才表现出发病。而男性只有 1 条 X 染色体,Y 染色体上缺少同源节段,只要 X 染色体上有 1 个隐性致病基因(X^aY)就发病。故 X 连锁隐性遗传病人群中男性患者远远多于女性患者。

红绿色盲患者表现为对红绿色的辨别力降低,致病基因定位于 Xq28。据报道,在中国人中,红绿色盲男性发生率为 7.0%,女性发生率仅为 0.5%。

图 4-19 是一例红绿色盲家族系谱,基本反映了 X 连锁隐性遗传病的系谱特点:①人群中男性患者多于女性患者,系谱中往往只有男性患者。②双亲无病时,女儿不会发病,儿子可能发病,且其致病基因必定来自母亲。③如果女性是患者,其父亲一定也是患者,母亲是携带者或是患者。④由于交叉遗传,男性患者的兄弟、外祖父、舅父、姨表兄弟、外甥、外孙等有可能是患者。

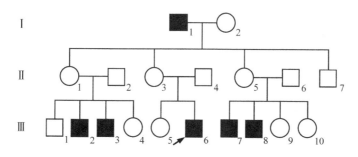

图 4-19　红绿色盲家族系谱

(五)Y 连锁遗传病

控制一种性状或遗传病的基因位于 Y 染色体上,并随 Y 染色体在上下代间进行传递,这种遗传方式称为 Y 连锁遗传(YL)。Y 连锁遗传的传递规律比较简单,又称全男性遗传,即父传子,子传孙,女性不会出现相应的遗传性状或遗传病。现已知的 Y 连锁的性状或遗传病种类较少,H-Y 抗原、外耳道多毛症、睾丸决定因子等呈 Y 连锁遗传。

外耳道多毛症患者到了青春期,外耳道中可长出 2~3cm 成丛的黑色硬毛,常伸出耳孔之外。图 4-20 是一例外耳道多毛症家族系谱,该系谱中祖孙三代患者全为男性,女性均无此症状。

在单基因遗传中,除了上述 5 种遗传方式外,还有从性遗传和限性遗传 2 种特殊情况。

1. 从性遗传　常染色体上的基因所控制的性状或遗传病,在表型上受性别的影响而显示出男女分布比例上或表现程度上的差异,称为从性遗传。

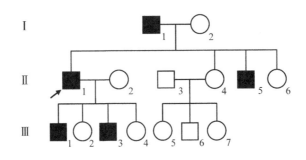

图 4-20　外耳道多毛症家族系谱

遗传性早秃为常染色体显性遗传病,是一种从头顶中心向周围扩展的进行性、弥漫性、对称性脱发。一般 35 岁左右开始出现秃顶,而且男性秃顶显著多于女性。这是由于杂合子(*Aa*)的男性会出现早秃,相反,杂合子(*Aa*)的女性仅表现为头发稀疏而不会出现早秃,只有纯合子(*AA*)的女性才出现早秃。出现这种情况是因为秃顶的发生除了秃顶基因的作用外,还受到体内雄激素水平的影响。

2. 限性遗传　常染色体或性染色体上的基因,由于基因表达的性别限制,只在一种性别表达,而在另一种性别则完全不能表达,但这些基因都按孟德尔方式向后代传递,这种遗传方式称为限性遗传。这主要是由于男女在解剖学结构上的性别差异造成的,也可能是受性激素分泌的差异造成的。如女性的子宫阴道积水症和男性的前列腺癌。

限性遗传和从性遗传的现象表明,在常染色体遗传病中有时也可看到性别差异,应注意与性连锁遗传病相区别。

重点提示

①系谱是连续传递还是不连续传递,可作为判断是显性遗传还是隐性遗传的一个初步依据,但分析时也要注意是否存在不规则显性遗传或延迟显性遗传。②系谱中患者是否出现明显的性别差异是判断常染色体遗传病和性连锁遗传病的一个明显特点,当然,在实际分析时,也要考虑到从性遗传或限性遗传的因素。

三、单基因遗传病案例

(一)马方综合征

马方综合征是一种少见的全身结缔组织遗传性疾病,由法国儿科医师马方(Marfan)于1896 年首次描述,其发病率约为 1/10 000。

该病遗传方式为常染色体不规则显性遗传。患者主要表现为眼、骨骼、心血管系统不同程度受损。临床表现多样化:身材高瘦,四肢特长,手指细长呈蜘蛛脚样,故又称蜘蛛样指综合征;有的眼部晶状体脱位,呈近视、蓝白色巩膜、青光眼或虹膜炎等;其中 60% ~ 80% 的患者有心血管疾病,主要病变包括主动脉瓣关闭不严、主动脉夹层动脉瘤。马方综合征目前尚无行之有效的治疗方法,患者平均寿命约 32 岁,其主要死因为充血性心力衰竭或动脉瘤破裂,男性及新突变病例的预后较差。

马方综合征外显率较高,但在同一家族中可出现外显不全。对生育过马方综合征患者的孕妇可通过羊膜穿刺术行羊水细胞学检查或绒毛取样进行突变基因鉴定或连锁分析进行基因诊断。如患者父母之一是患者,其所生子女再发风险很高(50%),无可靠诊断办法者,不宜再生育;如患者父母正常,家系调查又无家族遗传病史,可能为基因突变所致,再发风险较低,可考虑再生育,但需进行产前诊断。

(二)家族性高胆固醇血症

家族性高胆固醇血症是遗传性高脂血症的一种类型,遗传方式为常染色体不完全显性遗传,杂合子患者病情较纯合子轻,杂合子患者发病率约为 1/500,纯合子患者发病率约为 1/10 万。

该病是由于细胞膜表面低密度脂蛋白受体(LDLR)基因突变而造成。最显著的临床表现为血浆低密度脂蛋白胆固醇(LDL-C)水平增高、黄色瘤、角膜弓和早发性冠心病。纯合子患者血浆低密度脂蛋白(LDL)较正常人高 $6 \sim 8$ 倍,多部位明显的肌腱黄色瘤和早发动脉粥样硬化,严重者青少年时期可发生冠心病甚至心肌梗死而死亡。杂合子患者血浆胆固醇浓度通常是正常人的 $2 \sim 3$ 倍,伴有跟腱的黄色瘤改变。该病的治疗主要包括饮食治疗和药物治疗。低胆固醇、低脂肪、高碳水化合物的饮食方案有助于降低血浆胆固醇(TC)和低密度脂蛋白胆固醇的浓度。

家族性高胆固醇血症发病率高,危害性大(尤其是纯合子)。遗传咨询时应向患者及其家属交代家族性高胆固醇血症的临床表现、发病特点及严重后果,帮助分析各类基因型的再发风险率。对高危胎儿可进行胎儿血胆固醇浓度测定、LDLR 功能测定以及从基因水平检测 LDLR 的缺陷等产前诊断,对该病的纯合子胎儿建议终止妊娠。

(三)镰状细胞贫血

镰状细胞贫血是常染色体隐性遗传血红蛋白病,也是最早阐明发病机制的分子病。

该病是由于 β 珠蛋白基因发生单一碱基突变,致使 β 珠蛋白链 N 端第 6 位的谷氨酸被缬氨酸替代,正常血红蛋白成为镰状血红蛋白而造成。镰变红细胞可使血液黏性增加,阻塞微循环,引起组织局部缺氧,甚至坏死。同时,镰状红细胞变形能力降低,通过狭窄的毛细血管时,不易变形通过,挤压时易破裂,导致溶血性贫血。纯合子患者往往出现骨骼、关节或腹部剧烈疼痛,有溶血、黄疸、贫血等症状。镰状细胞贫血目前没有特效治疗手段,主要靠输血维持,患者多在成年前死亡。

镰状细胞贫血预后不佳且缺乏有效疗法,故应注重预防,提倡优生。检出携带者、避免携带者结婚是杜绝患儿出生的关键。若父母均系镰状细胞贫血携带者,可通过产前检查孕妇羊水层细胞核内酶,分析 DNA 碎片来确定胎儿是否患病,若提示胎儿是该病患者,应采取必要措施,以防患儿出生。

(四)苯丙酮尿症

苯丙酮尿症是一种较常见的常染色体隐性遗传病。因患者尿中含有苯丙酮酸而命名。我国该病平均发病率为 1/16 500,北方城市较南方城市发病率高。

该病是由于苯丙氨酸羟化酶缺乏所致。患者出生时无任何症状,$3 \sim 4$ 个月时出现智能发育落后,并呈进行性发展。主要特征为智力低下,平均 IQ 为 40。临床特征还包括鼠尿气味,轻度色素减低,特殊步态、姿态和坐姿,湿疹、癫痫等。未经饮食治疗患者中罕有智力正常者。

若能在患儿出生后 3 周内做出明确诊断,立即断乳,并使用低苯丙氨酸饮食治疗,包括素食餐、低动物蛋白、特制奶粉等可有效减低智力损害。系统治疗的患儿,智力多数正常。饮食疗法的期限一般为 8~10 年。

苯丙酮尿症患儿父母外表正常,但均为致病基因携带者,患儿父母所生子女发病风险为25%,50%的风险为携带者,再发风险高,无可靠诊断办法者,不宜再生育。近亲结婚是本病发病率升高的主要原因。在苯丙酮尿症高发地区,可采取预防策略,进行杂合子筛查(群体的或以家系为线索的),并实施首次妊娠产前诊断。

(五)半乳糖血症

半乳糖血症属常染色体隐性遗传病。据美国新生儿筛查结果表明,半乳糖血症的发生率约为1/60 000,亚洲人相对较低。

经典型半乳糖血症是由于半乳糖-1-磷酸尿苷转移酶基因缺陷使该酶缺乏,导致半乳糖、半乳糖-1-磷酸在体内堆积而造成。本病患儿出生时正常,症状发生于哺乳之后。一般情况下,患儿进乳几天后即可出现呕吐、拒食、倦怠、腹泻和失重,1 周后就会表现出肝损伤(肝大、腹水),1~2 个月出现白内障,如不控制乳类摄入,几个月后患儿出现智力低下,最终因肝衰竭或感染而死。通过测定血和尿半乳糖浓度可对该病做出诊断;新生儿可用血滤纸法进行普查,一旦怀疑本病,应限制含乳糖和半乳糖的乳类食品,改用豆浆、米粉等,并辅以维生素、脂肪等营养必需物质。

半乳糖血症患儿父母外表正常,但均为致病基因携带者,所生子女再发风险为 25%,50%为携带者,再发风险高,无可靠诊断办法者,不宜再生育。高危孕妇应限制饮食中含乳糖和半乳糖的物质,添加维生素和矿物质,减少对胎儿的危害。

(六)成骨不全

成骨不全是一种累及骨骼、肌腱、韧带、筋膜及牙齿的胶原蛋白病。男女发病率大致相同,为1/40 000~1/20 000。绝大多数为常染色体显性遗传,少数病例为常染色体隐性遗传。

该病分为 4 种类型,最常见的是 I 型和 II 型。① I 型成骨不全又称蓝色巩膜综合征。患者骨质疏松、骨脆、易骨折,伴有骨骼畸形,蓝色巩膜,早期听力丧失,牙本质发育不全。② II 型成骨不全又称先天性致死性成骨不全,多数为新发生突变而致病。患者在宫内可因骨质疏松、发脆引起四肢、肋骨骨折,导致四肢弯曲、缩短和胸廓变形。多死于宫内或出生后不久死亡。

采取超声学检查、放射学检查和抽取羊水检查磷酸盐水平以及进行羊水及绒毛的基因分析,可帮助早期发现此病。对于 I 型成骨不全患者生育后代需进行产前诊断,做 *COLIA1* 或 *COLIA2* 基因连锁分析和超声检查;对 II 型成骨不全患者生育后代,建议进行产前超声检查,经诊断为患胎,则终止妊娠。隐性遗传的患儿父母外表正常,但均为致病基因携带者,所生子女再发风险为 25%,再发风险很高,无可靠产前诊断办法者,不宜再生育。

(七)葡萄糖-6-磷酸脱氢酶缺乏症

葡萄糖-6-磷酸脱氢酶(G-6-PD)缺乏症是最常见的一种遗传性酶缺乏病,俗称蚕豆病。我国广东、广西、四川、福建等地区发病率较高,广东地区约为 8%,广西约为 15.6%,为该病高发区。

G-6-PD 缺乏症主要表现有蚕豆病、药物、感染性溶血性贫血和新生儿 G-6-PD 缺乏溶血症。①蚕豆病:是由于进食蚕豆或蚕豆制品(豆瓣酱、酱油等)、吸入蚕豆花粉之后引起的溶血性贫血,以 9 岁以下小儿多见。表现为贫血、黄疸及血红蛋白尿(尿色呈酱油色、浓茶色或血色)。②药物、感染性溶血性贫血:服用氧化性药物如镇痛退热药、抗疟药、磺胺类、呋喃西林、维生素 K 等,或接触樟脑丸等均可诱发溶血性贫血;病毒性肝炎、腮腺炎、流感、大叶性肺炎等病毒和细菌感染,可诱发 G-6-PD 缺陷者溶血性贫血。③新生儿 G-6-PD 缺乏溶血症:表现为新生儿出生后 2~4 天出现黄疸,重者可发生核黄疸。与应用氧化性药物和接触樟脑丸有关,有的可无任何诱发因素。G-6-PD 缺陷者应避免接触诱发因素,如进食蚕豆、服用溶血性贫血药物、避免病毒、细菌感染。

G-6-PD 缺乏症为 X 连锁不完全显性遗传。如果患儿父母均非患者,可能由基因突变引起,则再发风险小。如果母亲为患者,每胎子女各有 50% 风险患病,再发风险高,不利于优生。如果父为患者,每胎女儿患病风险为 100%,男性则正常,有产前诊断条件者,选择性生育男孩。G-6-PD 缺乏症不是产前诊断的严格指征,因为一些患者在无诱因不发病时与正常人一样,危害不大,但一旦发病,又属于严重遗传病之列,所以临床医生应酌情掌握。关键是要将筛查工作做好,使患者本人明白自己带有该基因,婚后预测胎儿患病风险,做好防治工作。

(八) 假肥大型进行性肌营养不良

假肥大型进行性肌营养不良是最常见的一类进行性肌营养不良症,为 X 连锁隐性遗传。主要是男性发病,女性为一般致病基因携带者。

该病是由于编码抗肌萎缩蛋白的基因突变所致,进行性肌萎缩是本病的典型特点,预后差。患儿出生时的活动如抬头、坐姿等均正常,自 1 岁以后开始逐渐出现站立和行走困难。患儿动作笨拙,易跌倒,走路摇摇晃晃,由坐、卧位起立困难,行走时呈特殊的鸭步,双侧腓肠肌逐渐呈假性肥大,腱反射减弱或消失。病变呈进行性加重,常到 10 岁时已不能行走,大多数患儿最终卧床不起。目前对于该病尚无特效治疗方法。

假肥大型进行性肌营养不良女性携带者生育男患儿的风险为 50%,已证实为携带者的女性,妊娠后需做产前基因诊断,如为男性患胎,建议终止妊娠;如胎儿为女性携带者,医生应对孕妇及其亲属告知其预后状况。临床实践中新发生突变多见,对散发病例再次妊娠应通过家系调查、血清磷酸肌酸激酶测定,DNA 分析进行产前诊断,确诊后建议终止妊娠;已生育过患儿的夫妇,如无可靠产前诊断办法,不宜再生育。

(九) 血友病

血友病是一类遗传性凝血功能障碍的出血性疾病,包括血友病 A、血友病 B 和血友病 C。

血友病 A 是由于凝血因子Ⅷ遗传性缺乏所致的出血性疾病。男性发病率高(1/6000),约占血友病总数的 85%。临床表现为反复自发性或轻微创伤后出血不止,出血部位广泛,可涉及全身各部,常反复发生,深部肌肉出血形成血肿,关节出血可导致关节变形,颅内出血可导致死亡。发病年龄常在学龄前。血友病 B 是由于凝血因子Ⅸ遗传性缺乏或其凝血功能降低所致的出血性疾病。发病率 1/10 万~1.5/10 万。本病出血较轻,有的患儿平时无出血,只有外伤和手术后出血不止。血友病 C 是凝血因子Ⅺ缺乏引起的凝血障碍性疾病,临床表现比血友病 A、血友病 B 轻。

血友病 A、血友病 B 属于 X 连锁隐性遗传,病情严重,再发风险很高,女性多为携带者,男性为主要发病人群。携带者所生子女每胎男性有 50% 的发病风险,女性有 50% 为携带者,故不宜再生育。有产前诊断条件的,可通过鉴定胎儿性别,选择性生育女孩。血友病 C 呈常染色体隐性遗传,可以依据连锁分析和基因诊断对本病的携带者进行筛查,有血友病家族遗传史的妇女应该在妊娠期间进行产前检查。

第四节 多基因遗传病

一、多基因遗传

(一) 多基因遗传的概念

单基因遗传性状决定于一对基因,其表现有或无,相对性状之间差异明显、无过渡类型,变异在群体中分布是不连续的,称为质量性状。而多基因遗传性状又称数量性状,其变异在群体中的分布是连续的,不同个体间没有质的差异,只有量的不同,变异很小,呈正态分布。如人的身高,在一个随机取样的成人群体中,可以看到他们的身高是由高到矮逐渐过渡的,大部分人的身高接近平均值(165cm),很高的(高于190cm)和很矮的(低于140cm)人只占少数,若将人的身高变异分布绘成曲线,则呈正态分布曲线(图4-21)。

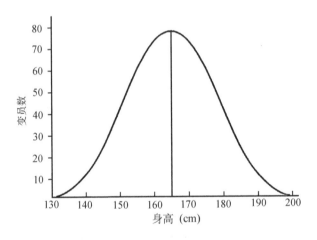

图 4-21　人类身高变异分布图

数量性状的遗传基础不是一对基因,而是几对基因,其中每一对基因对遗传性状的形成作用是微小的,称之为微效基因。但若干对基因作用积累后,可形成一个明显的表型效应,称为累加效应。数量性状的形成,不仅取决于微效基因的累加作用,还受环境因素的影响,这种遗传方式称为多基因遗传。如人的体重、肤色、血压、智力及某些先天畸形、高血压、精神分裂症、哮喘等都属于多基因遗传。

重点提示

①质量性状的变异取决于遗传因素,环境因素作用很小。②数量性状的变异既受多基因遗传基础的控制,也受环境因素的影响。③质量性状的遗传可用一对基因控制一种性状解释。数量性状的遗传要比质量性状的遗传复杂的多。

(二)多基因遗传的特点

现以人类肤色遗传为例,来说明多基因遗传的方式和特点。人类肤色遗传估计是由 3~5 对基因决定的,为了研究的方便,假设人的肤色由 2 对等位基因(AA'、BB')决定。A 和 B 决定黑肤色,A' 和 B' 决定白肤色。若纯黑肤色($AABB$)的人和纯白肤色的人($A'A'B'B'$)婚配,其子女的基因型为 $AA'BB'$,肤色为中间类型(中黑肤色),若双亲均为杂合型中黑肤色($AA'BB'$),根据分离定律和自由组合定律,他们的子女可能会出现 5 种类型:纯黑肤色、稍黑肤色、中黑肤色、稍白肤色、纯白肤色,比例为 1∶4∶6∶4∶1(图 4-22)。

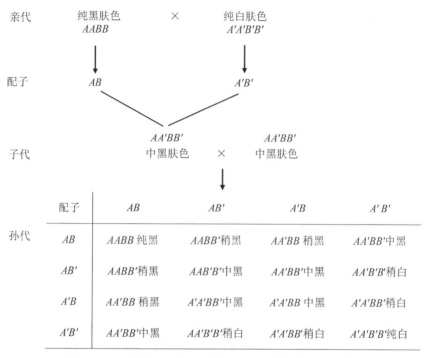

纯黑肤色占1/16、稍黑肤色占4/16、中黑肤色占6/16、稍白肤色占4/16、纯白肤色占1/16

图 4-22　人类正常肤色遗传

上例说明,2 对基因决定肤色,后代出现 5 种不同的肤色类型,纯黑肤色和纯白肤色各占 1/16。若为 3 对基因决定肤色,双亲为中间肤色的子女中会有 7 种肤色类型,纯黑肤色和纯白肤色各占 1/64。由此可见,决定某一性状的基因对数愈多,极端类型愈少,中间类型愈多,如果再考虑环境因素的影响,子代的变异范围将更加广泛。

多基因遗传具有如下的特点:①2 个极端变异(纯种)个体婚配,子一代都是中间类型,但由于环境因素的作用也存在一定范围的变异。②2 个中间类型个体婚配,子代大都为中间类型,但因为除环境因素外,还有基因分离和自由组合的作用,变异范围广泛,有时会出现近于极端变异的个体。③在一个随机婚配的群体中,受多基因和环境因素的双重作用,变异范围更广泛,但大都近于中间类型,极端变异个体很少。

二、多基因遗传病

多基因遗传病简称多基因病,是指受多对基因和环境因素的双重影响而引起的疾病。人类的一些常见病(如先天性心脏病、精神分裂症等)和先天畸形(如神经管缺陷、唇腭裂等)都属于多基因病。多基因病种类较少,仅有 100 多种,群体发病率大多超过 1/1000。

(一)易患性、发病阈值和遗传度

在多基因病中,遗传因素和环境因素共同作用,决定了一个个体是否易于患病,称为易患性。易患性的变异在群体中呈正态分布,一个群体中大多数人的易患性都接近平均值,易患性很高和很低的人都很少。当个体的易患性达到或超过一定限度时就要患病。使个体患病的易患性最低限度称为发病阈值。阈值的存在将易患性呈连续变异的群体划分为 2 部分:一部分是正常个体,一部分是患病个体(图 4-23)。由于基因的累加效应,在一定环境条件下,阈值代表个体患病所必需的、最少的该致病基因的数量。

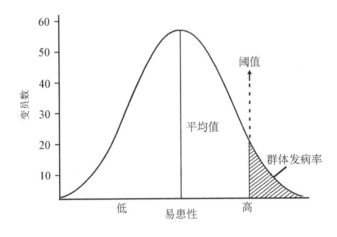

图 4-23 多基因病的群体易患性变异分布

在多基因病中,易患性高低受遗传因素和环境因素双重影响,其中遗传因素所起作用的大小称为遗传度,一般用百分率(%)表示。如果一种多基因病完全由遗传基础决定,遗传度就是 100%,这种情况是较为罕见的。在多基因病中,遗传度高者可达 70%~80%,这表明遗传基础在决定易患性变异分布和发病上起主要作用,环境因素的作用较小;在遗传度低的疾病中,遗传度可为 30%~40%,这表明环境因素决定易患性变异分布和发病上起主要作用,遗传因素作用不明显。表 4-3 列出了一些常见多基因病的群体发病率和遗传度。

(二)多基因遗传病的特点

1. 发病有家族聚集倾向,但无明显的遗传方式。患者亲属发病率高于该病群体发病率,但患者同胞发病率远远低于 1/2(AD)或 1/4(AR),只有 1%~10%。

2. 随着亲属级别的降低,患者亲属的发病风险迅速下降。在群体发病率低的病种中,这种特征愈加明显。如唇裂±腭裂的群体发病率为 0.17%,患者一级亲属的发病率为 4%,患者二级亲属的发病率为 0.7%,患者三级亲属的发病率为 0.3%。

3. 有些多基因病的发病率存在种族差异,这表明不同种族或民族的基因库是不同的。

表 4-3　一些常见多基因病的群体发病率和遗传度

疾病与畸形	群体发病率(%)	患者一级亲属发病率(%)	遗传度
唇裂±腭裂	0.17	4	76
腭裂	0.04	2	76
先天性髋关节脱位	0.07	4	70
先天性畸形足	0.1	3	68
先天性巨结肠	0.02	男性先证者 2 女性先证者 8	80
脊柱裂	0.3	4	60
无脑儿	0.2	2	60
先天性心脏病(各型)	0.5	2.8	35
精神分裂症	1.0	10	80
糖尿病(早发型)	0.2	2~5	75
原发性高血压	4~8	20~30	62
冠心病	2.5	7	65
哮喘	4	20	80
消化性溃疡	4	8	37
强直性脊柱炎	0.2	男性先证者 7 女性先证者 2	70

4. 近亲婚配时,子女发病风险也增高,但不如常染色体隐性遗传病那样显著,这与多基因的累加效应有关。

5. 单卵双生患病的一致率高于双卵双生患病的一致率。

(三)多基因遗传病发病风险的估计

多基因病的遗传基础较复杂,再发风险涉及许多因素,在估计多基因病的发病风险时,应综合考虑以下几个方面。

1. 再发风险与该病的遗传度、群体发病率密切相关　如果某种多基因病的群体发病率在 0.1%~1%,遗传度为 70%~80%,则患者一级亲属的发病率(f)近似于该病群体发病率(P)的平方根($f=\sqrt{P}$)。例如,唇裂±腭裂的群体发病率为 0.17%,遗传度为 76%,则患者一级亲属的发病率为 4%。

2. 患者亲属再发风险与家庭中患者人数有关　家族中多基因病患者越多,说明家族(或双亲)带有更多的致病基因,传递给子代的可能性就越大,再发风险就越高,这是由于多基因遗传病的微效致病基因具有累加效应。如人群中一对表型正常的人婚配,出生唇腭裂患儿的风险为 0.17%(群体发病率),若生育了 1 个该病患者,第 2 胎再生唇腭裂患儿的风险上升为 4%,如果生育了 2 胎均患唇腭裂,那么生第 3 胎再患该病的风险就上升为 10%。

3. 患者亲属再发风险与患者病情严重程度有关　患者病情越严重,说明其易患性必然远远超过发病阈值而带有更多数量的致病基因,由此推知其父母也会带有较多数量的致病基因。如果父母未发病,说明他们的易患性更接近阈值,再次生育时子女的发病风险也相应增高。如一侧唇裂患者,其同胞的再发风险为 2.46%;一侧唇裂并发腭裂患者,其同胞的再发风险为 4.21%;而两侧唇裂并发腭裂患者,其同胞的再发风险为 5.47%。

4. 多基因病的群体发病率存在性别差异时,患者亲属再发风险与性别有关　某种多基因病的发病率有性别差异时,表明不同性别的发病阈值不同,则发病率低的性别患者所生子女发病风险高,尤其是相反性别的子女发病风险更高。如先天性幽门狭窄的群体发病率男性(0.5%)高于女性(0.1%),则女性患者的儿子更易发病。男患者儿子的发病风险为 5.5%,女儿的发病风险为 2.4%;而女性患者儿子的发病风险为 19.4%,女儿的发病风险为 7.3%。

(重点提示)

多基因病涉及多种遗传基础和环境因素,其发病机制比较复杂,在估计再发风险时,要考虑到群体发病率、亲属级别、该病的遗传度、家系中患者人数和患者病情的轻重、性别差异等因素,进行全面分析和综合判断,才能得出切合实际的结论。

(四) 多基因遗传病案例

1. **精神分裂症** 是一种与遗传和环境因素都有关的精神障碍性疾病。临床表现包括谵妄、思维紊乱、幻觉、情感反应迟钝、偏执狂,以及运动性异常如行为古板、紧张症等,还表现为认知障碍,如记忆力、注意力、反应力等受损。多数学者认为遗传因素在精神分裂症发生中起着重要作用,遗传度为 70%~85%,心理因素和环境因素参与了疾病的发生但不是主要原因。

对于精神分裂症的预防从二级预防的角度主要着重于早诊断、早治疗和预防复发。从一级预防角度考虑,应做好婚前检查,杜绝精神分裂症患者间的婚配和生育子女;防止两个高发家系中正常男女间通婚;开展遗传咨询,估计子女再发风险,提出生育指导意见,一般判断标准是再发风险超过 5% 以不生育为好,超过 10%,劝其不生。

2. **糖尿病** 是由于胰岛素分泌不足或胰岛素的细胞代谢作用缺陷所引起的葡萄糖、蛋白质及脂质代谢紊乱的一种综合征。临床上以高血糖为主要特点。糖尿病的发病具有遗传基础,95% 以上属于多基因遗传病。1 型糖尿病(胰岛素依赖型)和 2 型糖尿病(胰岛素非依赖型)为多基因遗传,而线粒体基因突变糖尿病和青少年发病的成人型糖尿病为单基因遗传。

1 型糖尿病如果一、二级亲属中有相同疾病的患者,再发风险高于 10%,建议不宜再生育。如通过家系调查,一、二级亲属中无相同发病者,再发风险低于 5%,可考虑再生育。如果诊断为 2 型糖尿病,且患儿父母之一患病,再发风险很高,无可靠产前诊断方法者,建议其父母不宜再生育。如患儿父母正常,家系调查可排除家族遗传病史,考虑为基因突变所致,再发风险较低,其父母可再生育。

3. **先天性心脏病** 是胎儿时期心血管发育异常而致的畸形疾病,为导致婴幼儿死亡,青少年及成人致残的重要原因之一。先天性心脏病包括房间隔缺损、室间隔缺损、动脉导管未闭、主动脉狭窄、法洛四联症等。一旦确诊均应尽早手术治疗。产前诊断有利于对重大畸形胎儿的选择性人工流产,也有利于对轻微畸形儿争取早期治疗,目前产前诊断的主要方法是二维超声心动图、M 型超声和彩色多普勒,可在妊娠 16 周进行,20~22 周即能获得满意图像。

先天性心脏病为多基因遗传病,遗传度为 35%,可按照多基因遗传规律分析一级亲属患病率和再发风险。一级亲属再发风险低于 5% 时,可以生育第二胎。高危孕妇为避免患儿出生,可通过产前诊断,根据知情同意原则选择性流产。

4. **神经管缺陷** 是我国最常见的出生缺陷之一,也是造成孕妇流产、死胎、死产的重要原因之一。临床表现主要包括无脑畸形、脊柱裂和脑膨出等畸形,危害严重。大部分神经管缺陷是可以预防的。目前公认的能有效预防神经管缺陷发生的方法是给孕妇增补叶酸,育龄妇女如果在孕前 3 个月至孕早期 3 个月内服用小剂量叶酸(0.4mg/d),可以降低胎儿神经管缺陷50%~70% 的发生风险。

无脑畸形和脊柱裂遗传度约 60%,无性别差异。一经确诊胎儿为神经管缺陷,应立即终止妊娠。母亲生过 1 胎患神经管缺陷者再发风险为 5%,2 胎为 10%,3 胎为 15%~20%。故已生过神经管缺陷者再次妊娠前应进行遗传咨询,并在妊娠中期做孕妇血清甲胎蛋白(AFP)检查和 B 超检查,必要时羊膜穿刺做羊水甲胎蛋白和乙酰胆碱酯酶的测定,确诊患胎,则应终止妊娠。

5. 唇裂和腭裂　是胚胎发育初期,面裂融合障碍所致的最常见的一种口腔颌部先天畸形,主要表现为上唇或腭部裂开。唇腭裂患者的诊断并不困难,然而对其治疗却十分复杂,包括正畸矫治、外科手术、鼻科治疗、语言训练及儿童心理治疗等一系列综合治疗方法。

本病病因复杂,遗传度相对较高,约 76%,不同性别的发病率存在一定差异。唇裂或唇裂+腭裂以男性较多,占 60%~80%,单纯腭裂的患者女性多于男性,左右侧的发生率亦有不同。内分泌因素、药物因素、生物因素(如风疹病毒)等是造成唇腭裂的主要环境因素。唇腭裂的预防关键在于孕早期,除去诱发唇腭裂的环境因素可降低发病率;病因不明的可加强产前诊断。

第五节　遗传病的诊断、防治与遗传咨询

随着现代医学的发展和人们优生意识的不断提高,遗传病的诊断、预防和治疗已成为人们越来越重视的问题,通过掌握一些诊断方法,采取一些防治措施,可有效地降低遗传病的群体发病率,减轻患者痛苦,减少社会负担和提高人口素质。

一、遗传病的诊断

遗传病的诊断是指根据患者的临床症状、体征及辅助检查结果并结合遗传分析,判断是否患某种遗传病。遗传病的诊断是遗传病治疗和预防的基础,也是开展遗传咨询工作的前提。由于遗传病的自身特性,遗传病的诊断除采用一般疾病的诊断方法,如采集病史、症状和体征的检查、实验室常规检查等外,还需要采取遗传学的特殊诊断方法,如系谱分析、细胞遗传学检查、生化检查、基因诊断、皮纹分析等。遗传病的特殊诊断往往是确诊的关键。

(一)临床诊断

遗传病的临床诊断与一般疾病的诊断步骤基本相同,包括询问病史、临床体征检查等。

1. 询问病史　由于遗传病大多数具有家庭聚集现象,因此病史的采集非常重要。除了一般病史外,还要收集患者的家族史、婚姻史和生育史。

(1)家族史:着重了解患者整个家系患同种疾病的历史,能充分反映患者父方和母方各家族成员的发病情况。询问时应注意患者或代诉人所提供资料的准确性和完整性。

(2)婚姻史:主要了解患者结婚的年龄、次数、配偶的健康状况以及是否为近亲婚配等。

(3)生育史:重点询问患者生育年龄、胎次、生育子女数目及其健康状况;有无流产、难产、死产、早产史;母亲孕期有无患过病毒性疾病或接触过一些致畸因子的经历。

重点提示

采集家族史时应特别注意患者或代诉人的文化程度、记忆能力、思维能力、判断能力及精神状态对家族史材料准确性的影响。

2. 症状与体征 遗传病的一些自身特异性症状,可为初步诊断提供线索。大多数遗传病患者在婴幼儿期即可出现特殊的症状与体征,而且这些症状与体征持续存在,据此可与一般病症相区别。如患儿智力低下,有伸舌样痴呆面容可考虑为先天愚型;患儿智力发育不全,伴有白内障、肝硬化等可考虑半乳糖血症;患儿有猫叫样哭声提示为 $5p^-$ 综合征。

有些遗传病的症状和体征特异性不高,单凭症状和体征要做出准确诊断是相当困难的,要想确诊还需结合其他诊断方法,进行全面分析、判断。

(二) 系谱分析

系谱分析是指根据对患者及家庭成员发病情况的调查结果,绘制系谱,经过分析以判断该疾病遗传方式的一种方法。进行系谱分析有助于判断患者是否患有遗传病,也有助于区分单基因病和多基因病,如是单基因病,还可判断其具体的遗传方式。一个完整、准确的系谱有助于估计遗传病的再发风险,这在遗传咨询中是非常重要的。

1. 系谱分析的主要步骤 ①调查家族各成员的发病情况,绘制准确可靠的系谱图;②分析系谱确定患者所患疾病是否是遗传病;③如果是遗传病,对系谱做出判断,确定属于哪种遗传方式,然后查阅相关文献做出诊断;④根据遗传方式确定家系中每个成员的基因型;⑤根据遗传规律估计可疑杂合子风险及其子女发病风险;⑥对家族成员提出婚育指导意见。

2. 系谱分析的注意事项 ①要注意系谱的完整性、准确性和系统性,一个完整的系谱应有 3 代以上有关患者及家庭成员的患病情况、婚姻状况及生育情况;②遇到隔代遗传时,要认真判断是显性遗传外显不全,或是延迟显性遗传,还是隐性遗传所致;③有的系谱中除先证者外,找不到其他患者,呈散发现象时,应考虑是常染色体隐性遗传所致,还是新的基因突变引起;④要注意显性与隐性的相对性,同一遗传病可因观察指标不同而得出不同的遗传方式,从而导致发病风险的错误估计。

重点提示

系谱分析是诊断单基因遗传病的常用方法,并通过系谱特点可判断单基因遗传病的遗传方式。

(三) 细胞遗传学检查

细胞遗传学检查包括染色体检查和性染色质检查,是辅助诊断和确诊染色体病的主要方法。

1. 染色体检查 染色体检查又称核型分析,是确诊染色体病的主要方法。随着染色体显带技术的应用,特别是高分辨染色体显带技术的发展,人们能够更准确地、更多地发现染色体数目和结构异常。

一般认为有下列情况之一者,应建议进行染色体检查:①有明显智力发育不全、生长迟缓或伴有其他先天畸形者;②多发性流产妇女及其丈夫;③原发性闭经和女性不孕症;④无精子症及男性不育症;⑤夫妇之一有染色体异常;⑥家族中已有染色体异常或先天畸形的个体;⑦两性内外生殖器畸形者;⑧疑为先天愚型的患儿及其父母;⑨原因不明的智力低下并伴有大耳、大睾丸和多动症者;⑩35岁以上的高龄孕妇。

2. 性染色质检查 性染色质检查包括 X 染色质和 Y 染色质检查,可作为染色体检查的一种辅助性手段。性染色质检查主要用于确定胎儿性别、疑为两性畸形或性染色体数目异常的染色体病的诊断,但确诊仍需进行染色体检查。

(四)生化检查

生化检查是以生化手段对机体中的酶、蛋白质及其代谢产物进行定性、定量地分析。该方法特别适用于分子病、遗传性代谢缺陷、免疫缺陷等遗传病的诊断。蛋白质和酶是由基因编码的,基因突变可导致酶活性改变,以致机体代谢紊乱,从而使代谢中间产物、底物、终产物及旁路代谢产物发生质和量的变化。通过对酶活性或代谢产物进行检测,可有助于先天性代谢缺陷的诊断。如苯丙酮尿症患者,可通过检测尿中苯丙酮酸的浓度,作为诊断依据;黑矇性痴呆患者可通过测定血清中氨基己糖苷酶的活性,作为诊断依据。

(五)基因诊断

基因诊断又称为分子诊断,是利用分子生物学技术直接从基因水平(DNA 或 RNA)检测致病基因或疾病相关基因的改变,从而对疾病做出诊断。由于基因诊断是对产生疾病的基因或核苷酸序列进行直接的检测,因此理论上是一种最准确的诊断方法。

基因诊断与传统的临床诊断方法相比,具有如下特点:取材方便;针对性强;特异性强;灵敏度高;适应性强,诊断范围广。这一诊断方法不仅适用于已出现临床症状的患者,还可以在疾病尚未出现症状前进行诊断,甚至适用于有遗传病风险的胎儿进行产前诊断,以及携带者检测。基因诊断已成为遗传病诊断的主要手段。

1978 年,著名美籍华裔科学家简悦威(Yuet Wai Kan)首先成功地应用 DNA 分子杂交技术对镰状细胞贫血进行产前诊断,开创了基因诊断的先河。此后基因诊断得到了快速发展,先后出现了核酸分子杂交、限制性片段长度多态性分析(RLFP)、聚合酶链反应(PCR)、荧光原位杂交(FISH)、DNA 测序、微阵列芯片技术、高分辨率溶解曲线和基因芯片等多种基因诊断方法。目前,可对 α-地中海贫血、苯丙酮尿症、血友病 A、镰状细胞贫血、假肥大型进行性肌营养不良、α-抗胰蛋白酶缺乏症等几十种遗传病做出诊断。

【重点提示】

基因诊断和传统诊断方法的主要区别在于直接从基因型推断表现型,即越过基因产物(酶和蛋白质)直接检测基因结构。基因诊断既可对已出现临床症状的患者进行诊断,又可在产前、发病前做出早期诊断。

(六)皮纹分析

皮肤纹理(简称皮纹)是指人的手指、手掌、脚趾和脚掌表面嵴纹和皮沟形成的皮肤纹理图形。皮纹是妊娠14周时形成的,具有个体特异性和一旦形成终身不变的高度稳定性特点。皮纹的形成是遗传因素与环境因素共同作用的结果,因此,皮纹可作为诊断某些遗传病的辅助手段。

随着对染色体病的深入研究,发现同一类型染色体病的不同患者,往往出现相同的特征性皮纹改变。例如,21-三体患者的指纹以尺箕为多,总指嵴数(TFRC)减少,50%患者为通贯手,atd 角大于 55°(均值为 64°);80% 的 5p⁻ 缺失患者轴三角移于掌心,几乎全是通贯手(图 4-24)。目前,对染色体病的皮纹研究较多,染色体病多有皮纹异常,因此,皮纹异常可用于染色体病的初筛和辅助诊断。

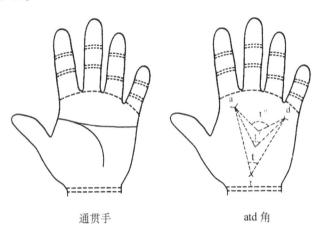

通贯手   atd 角

图 4-24　通贯手和 atd 角

(重点提示)

人群中的皮纹变化比较广泛,有时正常人也会出现某些染色体病患者所具有的特殊纹理改变,因此,皮纹分析在诊断遗传病上只能作为参考,切不可作为诊断的依据。

二、遗传病的预防

遗传病的预防是指应用遗传学的原理和技术,防止遗传病患儿的出生。目前对多数遗传病还没有根治的方法,因此,遗传病的预防就显得格外重要。遗传病的预防应主要抓好以下几个环节。

(一) 避免接触致畸原

遗传病是由于遗传物质畸变引起,能够导致遗传物质发生畸变的因素,统称致畸原。环境中的一些致畸原主要有某些化学物质、物理因素和病原微生物等。致畸原作用于生殖细胞或受精卵中的遗传物质,而且作用强度大,时间较长,可使遗传物质受损严重,从而导致胎儿畸形或遗传病的发生。因此,避免接触致畸原是预防遗传病的重要环节。

(二) 群体普查

遗传病的群体普查是运用流行病学方法,对一定范围的人群进行某种遗传病的普查。目的是掌握人群中遗传病的种类、分布、遗传方式及发病率、携带者频率等资料,并对普查中发现的患者及其家属进行婚姻和生育指导,降低遗传病的发病率。一般来说群体普查的方法应该简便易行,准确性较高;普查的病种应是发病率较高、疾病危害较严重、可以治疗、适合大规模进行,并有可靠筛选方法的遗传病。

普查过程中要对发现的危害严重的遗传病进行登记,登记时要做到真实、详尽和全面,这不仅有利于对遗传病特点的认识,而且可以积累资料,有利于探讨发病机制和研究预防措施。

(三) 携带者的检出

携带者是指表型正常,但带有致病遗传物质的个体。一般包括:①常染色体隐性遗传病的杂合子;②X 连锁隐性遗传病的杂合子;③常染色体显性遗传病的未显者或迟发外显者;④染色体平衡易位的个体。这些个体生育后代时可能有患儿出现。因此,携带者的检出对预防遗传病有重要意义。其检出方法包括临床水平、细胞水平、酶和蛋白质水平、基因水平四大类,必要时还应结合系谱分析方法。

临床水平检出的方法主要是从临床表现分析某人可能是携带者,但一般不能准确检出;细胞水平检出的方法主要是染色体检查,多用于染色体平衡易位携带者的检出;酶和蛋白质水平检出的方法主要是检测酶和蛋白质的量及活性,适用于一些分子病和遗传性代谢缺陷的检测;基因水平检出的方法主要是从分子水平即利用 DNA 或 RNA 分析技术直接检出致病基因。目前,基因检测方法日益增多,已有多种遗传病致病基因筛查的试剂盒应用到临床中,使携带者的检出逐步趋于简化、快速、准确。

重点提示

人群中许多隐性遗传病的发病率并不高,但携带者的比例却不低。在群体中检出携带者后进行婚育指导,可有效降低遗传病的群体发病率。

(四) 选择性流产

选择性流产是指孕妇通过产前诊断,确认其胎儿有严重的发育障碍、畸形或严重遗传病时,进行人工流产终止妊娠。选择性流产与遗传咨询、产前诊断一样,是实施优生的一种措施。一般认为进行选择性流产的胎儿,大致是下述几类:①出生后会出现严重智力低下的;②出生后存活年数不长的;③严重畸形的;④孕妇患严重疾病或接触致畸物质,继续妊娠会危及孕妇生命或严重危害胎儿健康的。选择性流产对于减少或防止劣质人口的降生,提高我国人口素质,具有重要意义。

另外,遗传病预防还有遗传咨询、婚姻及生育指导、产前筛查、产前诊断、新生儿筛查等措施,将在后面相关章节详细介绍。

三、遗传病的治疗

近年来随着人们对遗传病发病机制认识的不断深入,以及分子生物学技术、特别是重组

DNA 技术在医学中的广泛应用,遗传病的治疗取得了突破性进展。遗传病的治疗一般分为 4 类:手术治疗、药物治疗、饮食治疗和基因治疗。

(一)手术治疗

有些遗传病主要表现为组织器官结构的异常,这类遗传病可用手术治疗,即通过手术修补、切除病变器官,或用器官移植来治疗某些遗传病。如先天性心脏病的手术矫正,唇裂、腭裂的修补;多指(趾)的切除;对遗传性角膜萎缩症施行角膜移植术,肾脏移植治疗家族性多囊肾等。

(二)药物治疗

药物治疗是通过药物的作用来缓解遗传病患者病情的一种手段,其治疗原则是"去其所余、补其所缺"。如肝豆状核变性是一种铜代谢障碍的遗传病,给患者服用青霉胺可促进铜离子排出以清除蓄积的铜离子,来改善患者的病情;给先天性免疫球蛋白缺陷患者输入免疫球蛋白制剂,患者感染次数会明显减少,从而达到治疗的目的。

(三)饮食治疗

饮食治疗是通过控制饮食来治疗遗传病的一种方法。其原则是"禁其所忌",对因酶缺乏而造成的底物或中间产物堆积的患者,制订特殊的食谱,以限制底物或中间产物的摄入量,达到治疗的目的。如苯丙酮尿症患者,如在出生后立即采取低苯丙氨酸饮食治疗,可以防止患儿神经系统受损,收效明显。

(四)基因治疗

基因治疗是指将外源性基因导入靶细胞,以纠正或补偿因基因缺陷和异常引起的疾病,从而达到治疗遗传病的目的。也就是将外源基因通过基因转移技术将其插入患者适当的受体细胞内使外源基因制造的产物能治疗某种疾病。基因治疗可分为生殖细胞基因治疗和体细胞基因治疗。

1. **生殖细胞基因治疗** 是指将正常基因转移到患者的生殖细胞(精细胞、卵细胞或中早期胚胎)中,以纠正缺陷基因,使其发育成正常个体。生殖细胞基因治疗不仅可使遗传病在当代得到治疗,还能将新基因遗传给患者后代,是根治遗传病的最理想方法。但因技术和社会伦理问题,限制了它的发展。

2. **体细胞基因治疗** 是指将正常基因转移到体细胞,使之表达基因产物,恢复体细胞中缺陷基因的功能,以达到治疗目的。目前开展基因治疗只限于体细胞。经典的基因治疗是转基因治疗,即通过基因转移技术将外源性正常(治疗)基因导入患者体细胞,并有效表达,发挥其生物学效应,从而弥补异常基因的功能缺陷,达到治疗目的。

目前,基因治疗已在人类腺苷脱氨酶缺乏引起的严重联合免疫缺陷症、镰状细胞贫血、血友病、珠蛋白生成障碍性贫血、苯丙酮尿症等单基因病的治疗方面取得了显著成就。其研究范围已扩展至多基因遗传的重大疾病,如肿瘤、艾滋病、乙型肝炎、心血管疾病、老年病等,并将越来越多地用于目前缺乏有效治疗的疾病。

> **重点提示**
>
> 传统的手术治疗、药物治疗和饮食治疗的方法仅能缓解或改善患者的症状,起不到根治的目的,而基因治疗可改变细胞内的遗传物质,从而达到根治遗传病的目的,具有非常诱人的应用前景。

四、遗 传 咨 询

(一)遗传咨询的概念和目的

遗传咨询是指由咨询医生与咨询者就其家庭中遗传病的发病原因、遗传方式、诊断与防治、亲属与子女再发风险率等问题进行讨论,并就患者及其亲属的婚配、生育、预防、治疗及预后等方面提出建议与指导,供患者或其亲属参考。

遗传咨询的目的是确定遗传病患者和携带者,并对其后代患病的再发风险进行预测,以便商谈应采取的预防措施,减少遗传病患儿的出生,降低遗传病发病率,提高人群遗传素质和人口质量。

(二)遗传咨询的对象

需要进行遗传咨询的主要对象有以下几类:①夫妻多年不育者;②已生育过 1 个遗传病或先天畸形患儿的夫妇;③夫妇双方或一方,或亲属中患有某种遗传病者;④曾有不明原因的习惯性流产、死产及新生儿死亡史的孕妇;⑤近亲婚配的夫妇;⑥35 岁以上的高龄孕妇及高龄男女的生育;⑦有致畸因素接触史的人员;⑧某些不明原因的智力低下、多发畸形的患者及亲属。

(三)遗传咨询的内容

遗传咨询的内容包括遗传病的遗传方式、再发风险、诊断、治疗与预防等,其核心内容是计算、评估再发风险率。

(四)遗传咨询的步骤

1. 确诊　确诊是遗传咨询的第一步,也是最基本和最重要的一个步骤。咨询医生根据咨询者的病史、婚姻史、生育史和家族史来绘制系谱,再通过进一步的临床诊断、实验室检查及辅助性器械检查等,准确诊断是否为遗传病,是哪种遗传病。

2. 确定遗传方式　大多数遗传病在确诊后即能了解该病的遗传方式,但对于有表型模拟和遗传异质性的疾病,需再进一步进行家系调查,分析遗传方式,也是遗传咨询中不可缺少的步骤。

3. 对再发风险率的估计　不同种类的遗传病,其子代的再发风险率均有其规律,在确诊及确定遗传方式后,根据遗传定律及有关知识就可计算、评估再发风险率。

4. 商讨对策　根据实际情况给咨询者提出切实可行的意见和对策,让咨询者参考与选择。这些对策包括劝阻结婚、产前诊断、人工流产、冒险再次生育、不再生育、过继或认领、人工授精等。

5. 随访和扩大咨询　为证实咨询者是否提供可靠的信息,观察咨询效果和总结经验教训,有时需要对咨询者进行随访,以便改进工作。咨询医生还可利用随访机会,在扩大的家庭成员中,就某种遗传病的遗传规律、治疗方法、预防对策等方面,进行解释、宣传,还可通过主动追溯患者家属中其他成员的患病情况,特别是查明携带者,能扩大预防范围,降低遗传病的发病率。

(五)遗传咨询中的典型病例举例

例 1:某对年轻夫妇,女方的哥哥患苯丙酮尿症(PKU),因为担心他们也会生出苯丙酮尿症患儿来进行遗传咨询。

重点提示

在进行遗传咨询时,要特别强调咨询医生只是向咨询者提出可供选择的若干对策,并要陈述各种对策的优缺点,由咨询者本人做出适当选择,咨询医生不应代替咨询者作出决定。但对我国婚姻法及优生法规中带有强制性的条例,咨询医生应设法说服咨询者按国家有关规定执行。

苯丙酮尿症是一种常染色体隐性遗传病。首先对女方哥哥进行复查诊断,确诊为苯丙酮尿症患者。由此可推测其父母是携带者,经临床生化检查亦获得确诊。由此可推断,这位表现型正常的女性,有 2/3 的可能性是携带者。苯丙酮尿症在我国人群中的发病率约为1/16 500,携带者的频率为1/65。这对夫妇中的丈夫是人群中的正常人,因此是携带者的概率为1/65。由此推算他们妊娠后生出苯丙酮尿症患儿的风险是 1/65×2/3×1/4＝1/390。这样的风险并不高,因此他们可以妊娠,但要做好孕期检查。

例 2:某位女青年的弟弟患假肥大型进行性肌营养不良症(DMD)而夭亡。她因担心婚后所生子女中也会患同样的疾病而来进行咨询。

假肥大型进行性肌营养不良症是一种 X 连锁隐性遗传病。一般 1 岁开始发病,逐渐加重,大多在 10 岁以前已不能行走,20 岁以前死亡。患者多为男性,一般由女性携带者传递。携带者的检出,可根据其血清中肌酸磷酸激酶(CPK)活性升高测定,也可通过系谱分析来确认。

在本系谱(图 4-25)中,$Ⅱ_3$、$Ⅲ_4$、$Ⅳ_2$ 都是患者,证明在这个家系中,这种病不是新发生的基因突变引起的,而是经过携带者传递来的,即 $Ⅰ_2$、$Ⅱ_2$、$Ⅱ_5$、$Ⅲ_2$ 都是携带者。此外,$Ⅱ_4$、$Ⅲ_3$ 及女青年 $Ⅳ_1$ 各有 1/2 的可能性为携带者。

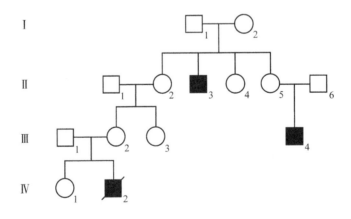

图 4-25　假肥大型进行性肌营养不良症家族系谱

咨询病例中,这位女青年 $Ⅳ_1$ 的弟弟患 DMD,可对这位女青年进行 CPK 活性检查,如果她的 CPK 活性不增高,则表明她不是携带者,则她将来的子女不会患 DMD;相反,如果她的 CPK 明显增高,则表明她是携带者,将来所生儿子有 1/2 的可能患 DMD,女儿有 1/2 的可能为表型正常的携带者。如这位女青年检出为携带者,将来妊娠后,可在孕期7~9周,采取绒毛细胞,应用基因诊断技术进行产前诊断,确诊为患胎后即应根据他们夫妇意见考虑是否进行人工流产。或者应用绒毛细胞进行胎儿性别诊断和选择性流产(保留女胎,男胎流产),以便生育一个正常的孩子。

例3:一对夫妇生了一个智力低下的孩子,咨询发病原因、能否治疗、再生第二胎是否也会智力低下?

这类问题比较常见,我国儿童智力低下患病率为1%~2%。智力低下的病因是由多方面因素引起的,预防工作应强调早期干预,干预越早越好。

智力低下的病因很复杂,主要有以下类型。

1. 染色体畸变　唐氏综合征是最常见的,约占智力低下的10%,其次是脆性 X 染色体综合征,因此,对智力低下的患儿做染色体检查是必要的。

2. 单基因病　常染色体显性遗传病的智力低下较少见,而常染色体隐性遗传病的智力低下则较多见,如苯丙酮尿症、甲状腺功能低下、半乳糖血症、同型胱氨酸尿症、黏多糖病等。X 连锁隐性遗传病如脆性 X 染色体综合征、自毁容貌综合征、眼脑肾综合征等均有智力低下的表现。

3. 多基因病　这类疾病往往表现为轻度至中度智力低下,患儿的双亲智商也可能偏低。

4. 环境因素　包括产伤、产程缺氧、风疹病毒、巨细胞病毒、致畸药物或毒物、宫内生长迟缓等。

咨询医师只有找到智力低下的原因,才能提出有效的对策,供咨询者选择决定。

讨论与思考

1. 遗传病、先天性疾病和家族性疾病之间有何关系?

2. 某位38岁妇女生出1个唐氏综合征患儿,现又妊娠3个多月,担心再生患儿而来就诊。试问:①唐氏综合征患儿的核型如何?②对其第2次妊娠,你认为应采取哪些措施?

3. 某男性,20岁,身材瘦高,四肢修长,皮肤光洁,体毛稀少,无须,睾丸小,因乳房发育过大前来就诊。试问:①该男性得了什么病?②该病的核型如何?③可采取哪些治疗措施?

4. 某位女青年25岁,其弟和1个外甥为血友病 A 患者(X 连锁隐性遗传病),这位女青年结婚后生出血友病 A 患儿的风险有多大?

5. 在估计多基因遗传病发病风险时,除该病的遗传度和一般群体发病率的大小与之密切相关,还应考虑哪些因素?

6. 一对正常夫妇生出了1个半乳糖血症的患儿,他们听说是遗传病后前来咨询。①夫妇二人家庭中全无这种病的患者,这能算遗传病吗?②是谁的问题? 能不能治疗? 如何治疗? ③如果再生1个孩子患半乳糖血症的概率是多大?

7. 一位妇女生育第1个孩子是唇腭裂,再生第2个小孩又是唇腭裂,请问这位妇女是否应该再生育第3胎?

(韦锦绣　李玉芳　孙志国)

第 5 章

环境因素与优生

学习要点

1. 环境因素的概念及与优生的关系
2. 环境理化因素对优生的影响
3. 孕期用药对胎儿的影响及用药原则
4. 孕期营养对优生的影响及膳食指南
5. 感染性疾病对胎儿的影响
6. 妊娠并发症及合并症对胎儿的影响
7. 心理社会因素、不良嗜好对优生的影响

影响能否生育优良后代的因素有许多,主要包括遗传因素和环境因素。根据现代优生学的概念,要想达到优生的目的,除了改善遗传因素外,还应该通过改善后天的环境,从而使优良的遗传素质得到充分的表现,以确保得到优秀的后代。本章侧重介绍环境因素与优生的关系以及影响优生的几种环境因素。

第一节　环境因素概述

一、环境因素的基本概念

环境包括自然环境和社会环境。优生学上的环境主要指自然环境,即人类生存和发展所依赖的各种自然条件的总和。

自然环境中的有害因素会对精子、卵细胞及受精卵造成损伤,影响胚胎、胎儿发育的宫内环境。影响优生的环境因素主要包括 3 个方面:①外源性的环境因素,包括母体生活居住环境和职业生产环境中的各种理化因素、生物因素等。②母体自身因素,包括母体的营养状况、母体疾病和母亲年龄等。③胎盘因素,包括胎盘的物理状态、胎盘的组织病理状态等。

二、环境因素影响胚胎、胎儿发育的途径

影响优生的环境因素主要是通过母体的呼吸道、消化道及皮肤接触这 3 条途径来影响胚

胎、胎儿发育。通常情况下,各种有害的环境因素多是经过环境介质(空气、水、土壤)在日常生活或工作状态下的接触而进入人体,主要途径有:①孕期接触有害化学物质,呼吸道吸入和皮肤接触最为多见。②职业接触物理因素,如噪声、电离辐射。③母体感染,病原体经母婴垂直传递给胎儿。④药物直接摄入或接触(注射),通过母体胎盘进入胎儿体内。⑤不良生活习惯,如吸烟、酗酒者以直接吸入方式摄入有毒物质。

三、环境因素与优生的关系

遗传病和出生缺陷的发生往往是由遗传因素和环境因素共同作用的结果,但是随着工业化的加速,人们的工作环境和生活方式都发生了很大改变,环境因素对优生的影响越来越大,因此,环境与优生关系的重点是消除不良环境因素的影响。

不良的环境因素主要包括:①理化因素,如重金属、有机溶剂、农药、电离辐射、噪声等。②孕期感染,如病毒、细菌及其他病原体感染。③营养因素,孕前和孕期营养不良、肥胖或孕期增重过快。④药物,孕期特定药物的使用。⑤孕母疾病,孕期患有某些内分泌代谢性疾病、心脏病等。⑥社会心理因素,社会心理应激对胎儿发育障碍的影响。另外,贫困、社会排斥和卫生服务系统不良及服务的不公平等社会因素对优生也会产生一定的影响。

第二节　环境理化因素

有害的环境理化因素一般来自环境污染,它是对人体健康和优生影响最大的因素。

一、化　学　因　素

目前,发现有 600 多种化学物质可以通过胎盘进入胎儿体内影响胚胎的正常发育,包括化学工业物质、农药、食品添加剂等。

(一)化学工业物质

1. 铅及其化合物　铅及其化合物主要用于电缆、蓄电池、放射性防护材料、油漆,以及作为汽车的抗爆剂,是最常见的工业毒物。铅可通过皮肤、饮水、呼吸等多种途径进入人体。通过直接或间接作用于生殖细胞来干扰胚胎发育,如铅盐能杀死精子,铅可通过精液转移,铅盐、四乙基铅、四甲基铅有致突变作用等,故铅作业女工或男工妻子不孕、自然流产、胎儿早产、死产及婴儿死亡率较高。铅还可通过胎盘进入胎儿体内,作用于胎儿的神经系统,造成胎儿发育迟缓、智力低下、出生体重低等。受铅毒危害的胎儿日后可能出现学习障碍、多动症、贫血、痴呆等缺陷。

2. 汞及其化合物　汞在工业上用途十分广泛,如塑料生产中常用汞作催化剂,仪表、仪器用汞作填充剂,无机汞和有机汞还可用作杀虫剂、防腐剂和选种剂。男性过量摄入汞类化合物可导致性欲低下、精细胞受损、精子形态异常和活动能力降低。女性摄入过量的汞类化合物,会导致自然流产、早产及妊娠高血压综合征的发病率增高。在各种汞化合物中,甲基汞毒性最大,且在人体内排泄率极低,可分布于全身各个器官和组织。甲基汞不仅容易通过胎盘,而且可以穿过血脑屏障,进入中枢神经系统,对神经细胞和脑细胞膜有着特殊的亲和力,使细胞内核糖核酸减少,因此,对胎儿的毒性作用最大。轰动全球的日本"水俣病事件"就是一个很好的证明。

3. 汽油　汽油是工业生产及生活中用途极广的溶剂和燃料。汽油在人体内主要作用于中枢神经系统,从而引起神经细胞内类脂质平衡障碍,致脑充血水肿。也可以通过胎盘进入胎儿体内,并在胎儿组织中蓄积。孕妇应避免经常暴露于高浓度的汽油环境中。

4. 多氯联苯　多氯联苯被广泛应用于塑料、油漆、橡胶和电器中。其毒性主要表现为:影响人体的皮肤、神经和肝脏,破坏钙的代谢,导致骨骼、牙齿的损害,并可使人慢性致癌或诱发基因突变,1968年,在日本就发生了由于多氯联苯污染米糠油而引起1000多人中毒的严重公共事件。在中毒的13名孕妇中,2例发生死产;其余的11例中,有10名新生儿出现了低体重、皮肤色素沉着、眼睑红肿、眼球突出等症状。

5. 有机溶剂　苯、甲苯、二甲苯作为溶剂和化工原料广泛应用于橡胶、油漆、喷漆、制药和合成纤维等行业中。一般干洗业接触四氯乙烯、氯代烃;制鞋业主要接触甲苯、正丁烷、丙酮;金属工业主要接触芳香烃、脂肪烃。接触此类有机溶剂的女性,受孕率下降,子代发生先天畸形、低智能、急性淋巴及非淋巴细胞白血病的危险性增加。

二硫化碳主要用于粘胶纤维、橡胶、赛璐珞等化工生产中。长期接触二硫化碳的男性可出现性功能障碍,精子数目减少,精子活动无力及畸形增多;二硫化碳作业女性及男性妻子自然流产及子代先天性代谢缺陷的发生率明显增高。二硫化碳造成的先天缺陷以先天性心脏病、腹股沟疝、中枢神经系统缺陷最为多见。

此外,甲醛、氯乙烯、苯乙烯及氯丁二烯等均可能对生殖细胞及胚胎产生毒性作用。

(二) 农药

农药被广泛应用于各种粮食作物、蔬菜、瓜果等农业生产上,不论是生产和使用过程接触,还是食品中农药残留都会对人体产生诸多不良影响。

1. 有机磷农药　我国生产的有机磷农药绝大多数为杀虫剂,如常用的对硫磷、内吸磷、马拉硫磷、乐果、敌百虫及敌敌畏等。有机磷农药可经消化道、呼吸道及完整的皮肤和黏膜进入人体。吸收的有机磷农药在体内分布于各器官,其中以肝脏含量最大,其毒性作用主要是抑制乙酰胆碱酯酶活性,影响细胞生长、分化和脑的正常功能。

2. 有机氯农药　常用的有机氯农药如二氯二苯三氯乙烷(DDT)和六氯环己烷(六六六),其性质稳定,不易分解,可长期残存于土壤和人畜体内。有机氯农药可通过胎盘进入胎儿体内引起早产、低出生体重儿、新生儿窒息及出生缺陷。

3. 除草剂　2,4,5-三氯苯氧乙酸(2,4,5-T)是一种常用的植物生长调节剂和除草剂,可引发先天性腭裂和脊柱裂。

重点提示

鉴于多种农药均有致畸和致突变倾向,妇女在妊娠期及哺乳期应避免接触农药。尤其是农村地区要合理使用、正确保管农药。

二、物 理 因 素

与先天畸形形成有关的物理因素目前已经确认的有电离辐射、高温、机械性压迫损伤等。

另外,高温、严寒、微波等也有致畸作用。

(一) 电离辐射

电离辐射是指能引起物质电离的辐射,包括 X 射线,α、β、γ 射线以及电子、中子等粒子的放射线。胚胎或胎儿受电离辐射影响或损害的程度取决于受照剂量和受照时胚胎发育时期及个体对辐射的敏感性。妊娠 12 周以前的危险比妊娠中晚期的危险大得多。大剂量的辐射可引起染色体畸变,小剂量、长时间的辐射会引起基因突变,导致胚胎死亡或出生缺陷。1986年,苏联切尔诺贝利核电站发生事故,造成 500 万人受到辐射,其中孕妇受到辐射后,宫内的胎儿脑部受到损伤,出生后出现智力迟钝,精神和行为异常。

放射诊断(包括 X 线片、CT 等)、放射治疗与核医学的广泛应用使医用辐射成为人们接受人工电离辐射的主要来源。电离辐射是严重的物理致畸因素,因而育龄期妇女应尽量避免或减少 X 线照射,以免在未知怀孕的情况下,对胎儿造成影响。

重点提示

①在胚胎发育的前 12 周即器官成形期,应避免受 0.1Gy 以上 X 线照射;妊娠 12 周后也应尽量避免做 X 线检查;妊娠后 3 个月,可适当进行 X 线检查,但应设法避免胎儿全身受照射。②从事放射线作业的已婚待孕者应在停止接触放射线半年后再受孕。

(二) 噪声

噪声对人体健康的影响已越来越受到人们的重视。生产环境中,物体的冲撞、机器的转动、高压气流的运动都可产生噪声,噪声愈大,频率愈高,对人体危害愈大。噪声对中枢神经系统有强烈的刺激,可导致妇女内分泌功能紊乱,出现月经周期异常。动物实验已证实噪声是畸形的诱发因子,因为噪声刺激母体的丘脑下部,垂体卵巢轴,使母体内部激素发生变化,影响性周期和卵细胞成熟过程,进而影响受精卵的发育。强烈的噪声不仅会使胎儿的听觉发育产生不良后果,还会由于经常引起子宫收缩,影响胎儿的血液供应,从而影响胎儿神经系统的发育。

(三) 高温

高温也有致畸作用。早期胚胎在高温的环境里极易受到伤害,特别是胎儿的神经系统最易受损,会引发神经管缺损、小头、面部异常等,严重者可造成胎儿死亡。高温常见于感染后的发热、热水浴(包括桑拿)、接触电热器等。

重点提示

孕妇妊娠期不宜洗热水盆浴、蒸气浴。孕期热水浴(40~45℃)浸泡会引起流产和胎儿畸形。热水浴也可引起男性不育。

第三节　药 物 因 素

孕期患病对母、婴都会有不利的影响,如何能使孕妇在得到适当治疗的同时又能将药物对胎儿的危害降到最低,是孕期用药必须考虑的问题。

一、药物对胎儿的不良影响

药物是引起胚胎或胎儿损害的主要化学因素之一。药物对胎儿的不良影响主要与药物的理化性质、剂量、用药持续时间、胎龄、胎儿对药物的易感性以及与母体和胎儿的遗传素质有关。胚胎和胎儿发育各阶段对药物或致畸因子的感受性也不相同。孕早期用药主要是引起胎儿畸形和死亡,晚期主要是引起功能缺陷、发育迟缓及智力低下等。

二、各种药物对胎儿的影响

目前,已证明对胎儿有致畸作用的药物见表 5-1。

表 5-1　具有致畸作用的药物及其致畸表现

药物种类	药物名称	致　畸　表　现
抗癌药	甲氨蝶呤	无脑畸形、脑膜膨出、脑积水、腭裂、流产、死胎
	苯丁酸氮芥	肾、输尿管缺损
	白消安	多发畸形
	6-巯基嘌呤	四肢和上腭畸形
	环磷酰胺	四肢及外耳缺损、唇裂、腭裂、小眼、卵巢发育不全、肾畸形、发育迟缓
激素	己烯雌酚	女婴男性化、男婴女性化、女孩阴道腺癌、男孩尿道异常
	睾酮	女婴男性化、阴蒂肥大、阴唇愈合、子宫阴道发育不全
	孕酮	女婴男性化
	可的松	腭裂、心脏畸形、无脑畸形、免疫功能下降、胸腺发育不全
	避孕药	脑积水、脑膜膨出
抗生素	四环素	手指畸形、心脏畸形、颅内压增高、先天性白内障、牙本质及牙釉质发育不全、骨发育不全
	卡那霉素	先天性耳聋
	链霉素	先天性耳聋、小鼻、多发性骨畸形
	氯霉素	肝损伤、灰婴综合征、死胎
	长效磺胺	新生儿高胆红素血症、器官畸形
镇静	甲丙氨酯	唇裂、腭裂、发育迟缓
催眠药	氯氧草	唇裂、腭裂、发育迟缓
	地西泮	多发畸形、核黄疸、腹股沟疝、心血管狭窄
抗过敏药	美克洛嗪	
	安尔敏	肢体缺损、腭裂、黄疸、新生儿呼吸抑制、死胎
	氯苯那敏	
	苯海拉明	
抗疟药	乙胺嘧啶	
	奎宁	脑积水、视网膜病变、四肢缺陷、血小板减少、耳聋、死胎
	氯奎	
兴奋药	苯丙胺	脑积水、足或肢畸形、腭裂
	丙米嗪	短肢
	咖啡因	唇裂、腭裂

续表

药物种类	药物名称	致 畸 表 现
抗癫痫药	苯妥英钠	先天性心脏病、唇裂、腭裂、多指畸形、智力低下
	扑痫酮	唇裂、腭裂、多指畸形
抗血栓药	双香豆素	软骨发育不全、脑出血、胎盘早剥、死胎
退热药	阿司匹林	新生儿出血、畸形、宫内发育迟缓
	非那西汀	高铁血红蛋白血症
降血糖制剂	胰岛素	畸形、流产
	氯磺丙脲	新生儿血糖过低、死亡
	甲糖宁	新生儿血糖过低
	苯乙双胍	乳酸中毒

三、孕期用药原则

俗话说"是药三分毒",为避免药物对胎儿的不良影响,孕期用药应遵循以下原则:①孕妇如果不是必需,最好不用药。②如果确需用药,可在医生的指导下谨慎使用,用药时应了解孕周,严格把握药物剂量及持续时间,合理用药,及时停药。③对临床上有致畸报道的药物要尽量避免使用。④有2种以上可选药物时,要选择对胎儿危害小的,或者选临床上使用多年且对胎儿影响较清楚的品种。⑤因治疗需要而必须较长时间应用某种可致畸的药物,应终止妊娠。

第四节 营 养 因 素

营养是保证胎儿正常生长发育的物质基础,在影响优生的众多因素中,营养因素是最容易控制的。某些遗传缺陷可以通过营养学的手段进行补偿,从而在遗传基因未改变的前提下,使后代智力和体格得到更好地发展。

一、孕期营养与胎儿生长发育

孕期膳食的质量与胎儿生长发育有直接的关系。孕期良好的营养可为今后孩子的健康打下良好的基础。

(一) 孕期营养与胎儿的体格发育

妊娠早期是胚胎各器官分化、发育时期,此时胚胎生长速度相对缓慢,需要的营养数量较少,但对营养的质量要求较高。若此时营养缺乏,将会因蛋白质、核酸合成障碍使细胞增殖、分化受阻,从而导致器官的细胞数目减少或畸形,造成器官永久性损伤。妊娠中后期,胎儿处于快速生长期,对营养素的需要量增大。若孕妇营养不足则会引起新生儿出生时低体重、早产或死产。孕期营养不足对胎儿的影响与营养缺乏的严重程度及持续时间有关,长期营养摄入不足会影响胎儿的组织结构和功能,如第二次世界大战期间因食物严重缺乏,妊娠女性所生新生儿发育缺陷的比例较大。

(二) 孕期营养与胎儿的智力发育

孕期营养与胎儿的智力发育有密切的关系。孕妇营养不良可影响胎儿的脑发育,胎儿脑成分如磷脂、DNA、胆固醇等均低于正常儿,头围亦较正常儿小,智力发育受到严重影响。由于脑细胞的增殖是"一次性完成的",如果在胎儿脑细胞的增殖高峰期,孕妇严重营养不良,导致胎儿脑细胞数目减少,对其智力的损伤,即使以后加强营养也难以弥补。

二、孕期营养需要

孕期营养不但要维持母体孕前正常的生理需要,还要供给母体乳房、子宫、胎盘及胎儿发育的需要,并要为分娩、哺乳贮备一定的养料,因此,妊娠期营养摄入量应有所增加。

(一)蛋白质

蛋白质是构成人体组织和器官的重要成分之一。孕期蛋白质摄入不足,将使得细胞增殖、分化受阻,导致胎儿生长发育迟缓,体重偏轻,智力发育不全;同时,也使孕妇易出现妊娠期高血压疾病,增加滞产和产后出血的可能性,并使产后恢复延迟,乳汁分泌不足。整个孕期需增加蛋白质2500g,主要在妊娠中晚期摄入。妊娠5个月后,每日需增加蛋白质15g;妊娠后期每日需增加25g。提供优质蛋白质的食物有大豆、蛋类、鱼类、乳类和肉类等。

(二)脂类

脂类不仅是重要的能源物质,还是组成人体的重要成分之一。脂类可为胎儿正常发育提供必需脂肪酸,以及在脑、心、肝、肾等器官分化、发育过程中,提供新细胞合成所必需的磷脂和胆固醇。妊娠期若缺乏脂类,还会影响脂溶性维生素的吸收,推迟胎儿脑部细胞的分裂和增殖。孕期脂类需要量每日约60g,其中必需脂肪酸应有3g,植物油6~12g。植物油含不饱和脂肪酸多,营养价值较高。

(三)热能

孕期对热能和大多数营养素的需要均高于非孕期,所需总热能比非孕期约高35%。孕早期,胎儿生长速度较慢,需要增加的热能不多。随着妊娠月份的增加,对热能和各种营养素的需要量会急剧增加。孕期摄入的热能与新生儿出生体重密切相关。若摄入热量不足,妊娠中、晚期体重每个月增重不足1kg的孕妇,有可能分娩低体重儿或引起各种产科并发症;反之,摄入热能过多,妊娠中、晚期体重每周增重超过0.5kg的孕妇,可致胎儿过大,增加分娩困难,而且日后小儿易发生肥胖。热能的主要来源是碳水化合物(占60%~70%),其次来源于膳食中的蛋白质(12%~14%)和脂肪(20%~25%)。

(四)维生素

维生素是维持机体正常生理功能不可缺少的一类营养素。由于大部分维生素在体内不能合成或合成不足,因而必须从膳食中获取。

1. 维生素A 维生素A对于视觉、细胞分化和胚胎发育是必需的。有研究表明孕妇一旦缺乏维生素A会导致胎儿早产和死产,增加产后感染概率,且胎儿有致畸(唇裂、腭裂、小头、失明、无眼等畸形)的可能。但是,维生素A摄入过多也会产生不良影响。孕期每日维生素A的推荐摄入量为孕早期800μg视黄醇当量、孕中末期900μg视黄醇当量。维生素A仅存在于动物性食物中,动物肝脏、鱼肝油、蛋黄、乳类及鱼卵等是天然维生素的最好来源。有色蔬菜如胡萝卜、红心甜薯及菠菜中所含的胡萝卜素,在小肠内可转化为维生素A。

2. 维生素D 孕期维生素D缺乏时可有低钙症状,可致孕妇骨质软化;血中钙磷乘积低于40时,胎儿可引起先天性佝偻病。孕期每日维生素D的推荐摄入量为孕早期5μg,孕中期10μg。维生素D主要存在于海水鱼(如沙丁鱼)、肝脏、蛋黄等动物性食物以及鱼肝油制剂中。此外,日照皮肤也是获取维生素D的重要途径。

3. 维生素 C　孕妇维生素 C 摄入不足,可能出现流产、早产。孕期每日维生素 C 的推荐摄入量为孕早期 100mg、孕中末期 130mg。维生素 C 主要来源于新鲜蔬菜和水果,一般叶菜类蔬菜比根茎类多,酸味水果比无酸味水果多。

4. 维生素 E　孕妇缺乏维生素 E,会导致流产、早产、先兆子痫及胎儿生长发育迟缓。孕期每日维生素 E 的适宜摄入量为 14mg α-生育酚当量。植物油及其产品、谷类、麦胚、坚果等含有丰富的维生素 E。

5. 叶酸　叶酸摄入不足的孕妇伴有多种不良妊娠结局,包括低体重儿、胎盘早剥和神经管畸形。叶酸缺乏是造成神经管畸形的主要原因。孕期每日叶酸推荐摄入量为 600μg 叶酸当量。肝、肾、鸡蛋、酵母、绿色蔬菜等食物是叶酸的主要来源。

(五)无机盐与微量元素

1. 钙　钙是人体骨骼和牙齿的主要组成成分。若母体缺钙严重或时间过长,则胎儿骨骼钙化和生长发育将不能正常进行,从而引起先天性佝偻病。孕期每日钙的适宜摄入量孕早期 800mg、孕中期 1000mg、孕末期 1200mg。膳食中含钙的食物以乳及乳制品最佳,且易于人体吸收,发酵的酸奶更有利于钙的吸收。虾皮、虾米、海带、紫菜等海产品以及黑木耳、黄豆及豆制品、芝麻酱等含钙均较高。小白菜、茴香菜、油菜、空心菜也是食物中钙的主要来源。

2. 铁　铁不仅是血红蛋白的主要成分,还是许多酶的组成成分。胎儿从母体获得的铁除了满足本身造血和肌肉组织需要外,还要贮存在肝脏内,满足出生后 4 个月的需要。如果孕妇缺铁,易发生缺铁性贫血,妊娠早期贫血与早产、低出生体重及胎儿的死亡有关。孕期如果母体缺铁程度较轻,则受累的主要是母亲,婴儿由于在出生前不断在体内积累铁,出生时不会出现贫血,最多只是体内铁贮存量略少而已。但如果母体缺铁程度较重,则婴儿出生时可有贫血、抵抗力下降及生长发育落后等表现。孕期每日铁的适宜摄入量为孕早期 15mg、孕中期 25mg、孕末期 35mg。含铁较多的食物有动物肝脏、动物血、肉类、鱼类、黑木耳、紫菜及豆制品等。

3. 锌　锌是许多种重要酶的组成成分,同时在核酸和蛋白质代谢中起重要作用。通过动物实验和人体观察均发现妊娠期缺锌可累及多个器官,导致多种畸形,如唇裂、腭裂、脑积水、无脑儿等,尤以神经系统畸形为主。孕妇缺锌会出现味觉减退、厌食等症状。血锌低的孕妇常伴有产程异常,新生儿低体重、早产或过期妊娠等并发症。孕期每日锌的推荐摄入量为孕早期 11.5mg、孕中末期 16.5mg。含锌高的食物主要是动物性食品,如动物肝脏、红色肉类、鱼类、海产品等。

4. 碘　碘是合成甲状腺素的重要成分,甲状腺素能促进蛋白质的生物合成,促进胎儿的生长发育。妊娠期孕妇对碘的需要量增加,孕期每日碘的适宜摄入量约为 175μg。碘缺乏不仅会引起地方性甲状腺肿和地方性克汀病(又称"呆小症"),还可导致孕妇流产、早产、死产、先天性畸形的发生,损害婴幼儿脑发育,造成程度不同的智力障碍。海产品含碘最为丰富,动物性食物含碘也较多。

5. 镁　镁在体内有多种生理功能,是多种酶的激活剂,在能量和物质代谢中起重要作用。孕妇缺镁对胎儿的造血系统有显著影响,胎儿红细胞的形成受损,出现形状以及细胞膜的异常改变,最终导致溶血性贫血。孕妇缺镁还易导致妊娠中毒症、早产、死产频率增加。绿叶蔬菜、粗粮、坚果中都含有丰富的镁。

除此之外,孕期需补充的微量元素还有硒、铜、锰等。

重点提示

①孕妇若膳食中钙供应不足,可口服钙制剂或骨粉补充。②孕妇在妊娠后期出现缺铁性贫血,应及时补充铁制剂和维生素C。③食用碘盐是补碘的有效方法,缺碘地区的居民要坚持食用碘盐。

三、孕妇膳食指南

妊娠期作为一个特殊的生理时期,其膳食指南尤为重要。越来越多的研究显示,孕期营养健康教育不但可使孕妇获得充足营养,而且对出生缺陷发生有一定的预防作用。

重点提示

2007年,中国营养学会制定的一般人群膳食指南共10条:①食物多样,谷类为主,粗细搭配。②多吃蔬菜水果和薯类。③每天吃奶类、大豆或其制品。④常吃适量的鱼、禽、蛋和瘦肉。⑤减少烹调油用量,吃清淡少盐饮食。⑥食不过量,天天运动,保持健康体重。⑦三餐分配要合理,零食要适当。⑧每天足量饮水,合理选择饮料。⑨如饮酒应限量。⑩吃新鲜卫生的食物。

(一) 孕前膳食指南

合理膳食和均衡营养是成功妊娠所必需的物质基础。为降低出生缺陷,提高生育质量,保证妊娠成功,夫妇双方应做好孕前营养准备。育龄妇女在计划妊娠前3~6个月应接受膳食和健康生活指导,调整自身营养、健康状况和生活习惯,使之达到最佳状态,以利于妊娠成功。在一般人群膳食指南的基础上,孕前妇女膳食指南还应补充以下4条内容:

1. **多摄入富含叶酸的食物或补充叶酸** 妊娠头4周是胎儿神经管分化和形成的重要时期,此期叶酸缺乏可增加胎儿发生神经管畸形及早产的危险。育龄妇女从计划妊娠开始,应尽早地多摄取富含叶酸的动物内脏、绿色蔬菜和豆类等。由于叶酸补充剂比食物中的叶酸能更好地被机体吸收利用,建议最迟应在孕前3个月每日补充叶酸400μg,并持续至整个孕期。

2. **常吃含铁丰富的食物** 孕前良好的铁是成功妊娠的必要条件,孕前缺铁易导致早产、孕期母体体重增长不足以及新生儿低体重,故孕前应储备足够的铁为孕期利用。孕前妇女适当多摄入含铁丰富的食物,如动物血、肝脏、瘦肉等动物性食物,以及黑木耳、大枣等植物性食物。缺铁或贫血的育龄妇女可适当摄入铁强化物,或补充小剂量铁制剂,同时注意多摄入富含维生素C的蔬菜、水果,或在补充铁制剂的同时补充维生素C,以促进铁的吸收和利用,待缺铁或贫血纠正后再受孕。

3. **保证摄入加碘盐,适当增加海产品的摄入** 妇女围孕期和孕早期碘缺乏均可增加新生儿将来发生克汀病的危险性。由于孕前和孕早期对碘的需求量相对较多,除摄入碘盐外,建议每周至少吃一次富含碘的海产品,如海带、紫菜、鱼虾、贝类等。

4. **戒烟戒酒** 夫妇双方在计划妊娠前的3~6个月应停止吸烟、饮酒;计划妊娠的妇女要远离吸烟的环境,减少被动吸烟的危害。

(二) 孕早期膳食指南

多数妇女孕早期易出现恶心、呕吐、食欲下降等妊娠反应症状,孕早期膳食应富有营养、少油腻、易消化及适口。妊娠的头 4 周是胎儿神经管分化形成的重要时期,要注意胎儿神经管畸形的预防。在一般人群膳食指南的基础上,孕早期妇女膳食指南还应补充以下 4 条内容。

1. **膳食清淡适口**　清淡、适口的膳食能增进食欲,易于消化,并有利于降低妊娠反应,使孕妇尽可能多摄取食物,满足其对营养的需要。清淡、适口的食物包括各种新鲜蔬菜和水果、大豆制品、鱼、禽、蛋以及各种谷类制品,可根据孕妇喜好适当地进行安排。

2. **少食多餐**　妊娠早期反应比较重的孕妇,不必像常人那样强调饮食的规律性,更不可强制进食,进食的餐次、数量种类及时间应根据孕妇的食欲和反应的轻重进行调整,采取少食多餐的方法,保证进食量。为降低妊娠反应,可口服少量 B 族维生素,以缓解症状。随着孕吐的减轻,应逐步过渡到平衡膳食。

3. **保证摄入足量富含糖类的食物**　妊娠早期应多摄入富含糖类的谷类或水果,保证每天至少摄入 150g 糖类(约合谷类 200g)。因妊娠反应完全不能进食的孕妇,应及时就医,以避免脂肪分解产生酮体对胎儿脑发育造成不良影响。

4. **多摄入富含叶酸的食物并补充叶酸**　孕早期叶酸缺乏可增加胎儿发生神经管畸形及早产的危险。除多摄入含叶酸的食物,受孕后每日继续补充叶酸 400μg。

(三) 孕中末期膳食指南

从孕中期开始胎儿进入快速生长期,孕中末期均需要增加食物量,以满足孕妇显著增加的食物需要。在一般人群膳食指南的基础上,孕中末期妇女膳食指南还应增加以下 5 条内容。

1. **适当增加鱼、禽、蛋、瘦肉、海产品的摄入量**　鱼、禽、蛋、瘦肉是优质蛋白质的良好来源,其中鱼类除提供优质蛋白质外,还可提供多不饱和脂肪酸,这对孕 20 周后胎儿脑和视网膜的发育极为重要。蛋类尤其是蛋黄是卵磷脂、维生素 A 和维生素 B_2 的主要来源。建议孕中末期每日增加总计 50~100g 鱼、禽、蛋、瘦肉的摄入量,鱼类作为动物性食物的首选,每周最好摄入 2~3 次,每天还应摄入 1 个鸡蛋。除摄入碘盐外,每周至少吃 1 次海产品,以满足孕期碘的需要。

2. **适当增加奶类的摄入**　奶和奶制品富含蛋白质,对孕期蛋白质的补充有重要意义,同时也是钙的良好来源。由于中国传统膳食不含或少有奶制品,每日膳食钙的摄入量仅有 400g 左右,远低于钙的适宜摄入量。从孕中期开始,每日应至少摄入 250ml 牛奶或相当量的奶制品,或喝 400~500ml 低脂牛奶,以满足钙的需要。

3. **常吃含铁丰富的食物**　伴随从孕中期开始血容量和血红蛋白的增加,孕妇成为缺铁性贫血的高危人群。此外基于胎儿铁储备的需要,宜从孕中期开始增加铁的摄入量,建议常摄入含铁丰富的食物,必要时补充小剂量铁制剂,同时,注意多摄入富含维生素 C 的蔬菜、水果。

4. **适量身体活动,维持体重的适宜增长**　由于孕期对多种微量营养素需要的增加大于能量需要的增加,通过增加食物摄入量以满足微量营养素的需要极有可能引起体重过多增长,并因此会增加发生妊娠糖尿病和出生巨大儿的风险。因此,孕妇应适时监测自身的体重,并根据体重增长的速率适当调节食物摄入量。也应根据自身的体能每天进行不少于 30min 的低强度身体活动,最好是 1~2h 的户外活动,如散步、做体操等,因为适宜的身体活动有利于维持体重的适宜增长和自然分娩,户外活动还有助于改善维生素 D 的营养状况,以促进胎儿骨骼的发育和母体自身的骨骼健康。

5. 禁烟戒酒, 少吃刺激性食物 有吸烟、饮酒习惯的妇女, 孕期必须禁烟戒酒, 并要远离吸烟环境。浓茶、咖啡应尽量避免, 刺激性食物亦应尽量少吃。

第五节 感染性疾病

孕妇在妊娠期患感染性疾病, 病原体可通过胎盘感染胎儿, 引起胎儿发育不良、畸形, 或引起流产、死胎。常见影响优生的感染性疾病包括弓形虫、风疹病毒、巨细胞病毒、单纯疱疹病毒、梅毒螺旋体和乙肝病毒等感染。

一、弓形虫感染

弓形虫病是一种人畜共患的寄生原虫病。孕期原发弓形虫病, 多是因为孕妇食用了含包囊的生肉或食物, 或者吸入了受染动物(如猫、犬)排出的卵囊所致。当孕妇被感染后, 有30%~46%弓形虫可通过胎盘感染胎儿, 直接影响胎儿的发育, 致畸, 甚至死亡。也可使孕妇流产、早产、死产或增加妊娠并发症。

> **重点提示**
>
> 孕妇应避免与猫、狗等动物接触, 勿食生肉, 防止猫、狗粪便污染食物、饲料及水源。

二、风疹病毒感染

风疹是由风疹病毒引起的急性呼吸道传染病, 是造成先天畸形的主要原因。孕妇感染后, 病毒通过胎盘感染胎儿, 除可致流产、早产、死产外, 所生的新生儿还可患先天性风疹综合征。先天性风疹综合征是指由于风疹病毒感染所引起的胎儿畸形综合征, 主要包括眼部畸形(如先天性白内障、小眼畸形、斜视)、小头畸形、先天性心脏病、聋哑、腭裂、短指和并指、尿道下裂及溶血性贫血等。孕妇感染风疹病毒越早, 胎儿畸形发生率较高, 畸形程度也越严重。

三、巨细胞病毒感染

巨细胞病毒感染在人群中广泛存在, 它可寄生于人的各种器官中, 随血液通过胎盘感染胎儿, 尤其是4个月以内的胎儿, 更易造成损害。其中神经系统受损最为严重, 常出现脑积水、小头、视网膜脉络膜炎以及智力障碍。因此, 妊娠早期确诊为巨细胞病毒感染应终止妊娠。

四、单纯疱疹病毒感染

单纯疱疹病毒有2个血清型: HSV-1 和 HSV-2, 其中 HSV-1 一般对胎儿无影响, HSV-2 主要会造成生殖道感染。孕妇感染单纯疱疹病毒后, 可经胎盘传播或经生殖道上行感染, 引起胎儿宫内感染。先天性单纯疱疹病毒感染多有严重的中枢神经系统损害, 表现为小头畸形、小眼球、视网膜发育不全、脑钙化等。此外, 分娩过程中, 可由于接触母体产道内病毒, 引起新生儿感染,其死亡率高,幸存者常遗留中枢神经系统后遗症。

TORCH 是一组能引起宫内感染的病原体,包括弓形体、风疹病毒、巨细胞病毒、单纯疱疹病毒。TORCH 检测主要适用于妊娠 3 个月以内的妇女,准备妊娠的育龄妇女也可进行孕前检测。

重点提示

TORCH 急性感染期不宜受孕,应积极治疗。治疗后再妊娠,可获得正常婴儿。

TORCH 感染是严重危害新生儿健康的重要因素之一,可导致多器官损害及一系列严重后遗症。因此,为减少病残儿的出生率及提高出生人口素质,妇幼保健工作者应进一步加强对孕妇的宣传教育,积极做好 TORCH 感染的血清学筛查,以便及早发现不良妊娠并及时处理。对新生儿也应开展常规 TORCH 检测,了解新生儿 TORCH 感染情况,以便早干预、早治疗。

其他病原体如梅毒、乙肝病毒、麻疹病毒、结核病及支原体、衣原体等感染,也会对胎儿发育造成影响,导致胎儿出生缺陷。

第六节　母 体 疾 病

胎儿的正常生长发育除取决于遗传因素、环境因素、营养因素之外,还与母体在妊娠期甚至妊娠前的健康状况有关。母体在妊娠期患病会直接或间接地影响胎儿的生长发育,导致胎儿宫内生长发育迟缓,甚至畸形。

一、妊娠合并症

妊娠合并症是指在妊娠之前或妊娠期间发生的非妊娠所引起的疾病。妊娠合并症范围极广,凡年轻妇女易患的疾病,妊娠期间均可发生。常见影响较大的妊娠合并症有妊娠合并心脏病、糖尿病、贫血、高血压及肾炎等。

(一)妊娠合并心脏病

妊娠合并心脏病是妇产科最严重的合并症,也是引起孕产妇死亡的主要原因。由于女性在妊娠期、分娩期及产褥期血液流动有显著的变化,从而使心脏的负担加重,有些孕产妇因不能胜任这种负荷,可能导致心脏衰竭,或引起胎儿长期慢性缺氧,造成宫内发育不良和胎儿窘迫。心脏病孕妇在妊娠 32 周以后、分娩期及产后 3d 内心脏负荷最重,易发生心力衰竭,孕妇是否能安全妊娠、分娩,取决于心脏的病变程度及心脏的功能。

心脏病患者在妊娠期间必须严格遵照医嘱,加强监控,出现早期心力衰竭要及时就医,必要时及时终止妊娠。

(二)妊娠合并糖尿病

妊娠合并糖尿病对母、胎的影响及影响程度取决于糖尿病病情及血糖控制水平。病情较重或血糖控制不良者,对母、儿影响极大。对孕妇的影响主要表现为:流产率高;妊娠高血压疾病发生率比正常孕妇高 3~4 倍;羊水过多、滞产及产后出血发生率增加。对胎儿、新生儿的影响主要表现为:畸胎发生率为正常妊娠的 2~3 倍;巨大儿发生率增加,难产率提高;新生儿易发生呼吸窘迫综合征;新生儿发生低血糖的几率增高。

对妊娠合并糖尿病患者在治疗和护理的同时,应严密监测血糖、尿糖,严格控制饮食,做好胰岛素治疗的护理,加强监护,检测胎心、胎动变化情况,评估胎儿宫内情况。孕妇应于妊娠 35 周住院,在严密监护下待产。

(三)妊娠合并贫血

缺铁性贫血是妊娠期最常见的一种贫血。孕妇贫血会导致胎儿缺血、缺氧,对胎儿生长发育不利,严重的还会发生死胎、早产,出生的新生儿体重也轻。此外,孕妇贫血将使并发感染的机会增多,直接影响分娩时子宫的收缩力,有可能造成滞产。贫血特别严重的孕妇,分娩时还可能引起大出血,对生命构成威胁。

对于妊娠合并贫血患者,应根据病情选择适当的运动量,注意多摄入富含维生素、优质蛋白和铁的食物,并遵照医嘱服用治疗贫血的药物,还要定期进行胎心监护。

(四)妊娠合并高血压

患有高血压的妇女是否适合妊娠,这要视患者的病情而定。如早期或轻度高血压患者,可以妊娠,但必须加强监护;对妊娠早期就出现蛋白尿的患者则不宜妊娠,应及时终止妊娠。因为重度高血压患者,到妊娠中、晚期很容易发生妊娠高血压疾病,导致子宫胎盘供血不足,引起宫内胎儿缺氧,发育迟缓或停止,出现低体重儿,严重的会引起死胎。

护理高血压孕妇应加强对母子监护,注意血压变化,定期进行血、尿常规和肝肾功能检查,以及胎儿 B 超监护,对于病情严重,需要终止妊娠的孕妇,应选择适宜的终止时间和方法。在产后仍应加强监护,注意产妇反应和血压变化。

(五)其他合并症

患有甲状腺疾病的妇女不宜妊娠。妊娠期出现甲状腺素过低会导致胎儿精神发育迟缓,称为克汀病。甲状腺功能亢进者治疗不彻底,即使妊娠也容易发生流产、早产、胎儿宫内发育迟缓、胎死宫内等。甲状腺功能亢进症的药物治疗,有可能造成胎儿及新生儿甲状腺功能减退或亢进。

病毒性肝炎是由病毒引起的传染病,病原体主要有甲型、乙型、丙型、丁型及戊型等肝炎病毒,其中以乙型肝炎多见。妊娠合并肝炎的孕妇流产、早产、死产和胎儿畸形发病率增高;而且胎儿可通过垂直传播而感染肝炎病毒,尤其以乙肝病毒的母婴垂直传播感染率为高。

子宫肌瘤是女性最常见的良性肿瘤,子宫肌瘤合并妊娠流产率极高,并容易引发妊娠并发症,导致胎儿营养不良、生长迟缓,甚至造成胎儿早产或死亡。

二、产科并发症

产科并发症又称妊娠并发症,是指妊娠或分娩过程中发生的异常情况。此类疾病随妊娠出现,妊娠结束后自然消失,能够在妊娠期间影响孕妇健康和胎儿发育。常见的产科并发症有胎儿窘迫、胎盘早剥、脐带脱垂、羊水栓塞等。

(一)胎儿窘迫

胎儿窘迫是胎儿在子宫内由于缺氧引起的病理现象。胎儿窘迫可发生在临产过程,也可发生在妊娠晚期,分急性胎儿窘迫和慢性胎儿窘迫。

1. 急性胎儿窘迫　多发生在分娩期,一般是由于脐带因素(如打结、绕颈等),子宫长时间强烈收缩以及产妇处于低血压、休克等引起。

2. 慢性胎儿窘迫　主要发生在妊娠末期,往往延续至临产并加重。一般多因胎儿因素或孕妇胎盘功能不全所致。

如果胎儿在宫内缺氧时间过长,可留下各种后遗症,如脑瘫、抽搐、智力低下等,严重者可导致胎儿死亡。所以孕期应注意自我保健,增加营养,劳逸结合,避免不良生活习惯。孕妇自觉身体不适、胎动减少时要及时就医。对治疗无效的胎儿宫内窘迫,如已近足月,未临产,宫外环境优于宫内者,可及早分娩。

(二)妊娠高血压综合征

妊娠高血压综合征是妊娠期特有的疾病,分娩后随之消失。此病主要表现为妊娠 20 周后发生高血压、水肿、蛋白尿症候群,发展严重时可出现抽搐和昏迷,又称为子痫。妊娠高血压综合征会使胎盘功能降低,不能将营养物质充分供给胎儿,造成胎儿生长发育迟缓、出生时低体重,还容易出现羊水过少、胎粪污染、胎动减少等情况。如果胎盘血管破裂,可导致胎盘早剥,严重时会引起胎儿死亡。如果孕妇病情严重,一般尽早选择终止妊娠。

(三)妊娠晚期出血

妊娠晚期出血又称产前出血。多数为少量出血,并不威胁母婴安全,但有时会出现大出血,孕产妇发生低血容量性休克,甚至引起母婴死亡。最常见的产前出血原因是胎盘早期剥离和前置胎盘。

1. 胎盘早剥　胎盘早剥是妊娠晚期严重并发症,具有起病急,进展快的特点。胎盘早剥出血会引起胎儿急性缺氧,导致新生儿窒息率、死亡率、早产率明显升高。

2. 前置胎盘　前置胎盘是妊娠晚期出血最常见原因之一。前置胎盘出血可导致胎儿窘迫,甚至缺氧死亡。一旦发现前置胎盘危及孕妇和胎儿的生命,应提前终止妊娠,但一般早产儿生活能力较弱,死亡率较高。

当发生产前出血时,应立即到医院查明出血原因,并根据病因,采取有效的治疗措施。

(四)脐带脱垂

胎膜破裂,脐带脱出于胎先露部下方经宫颈进入阴道内,甚至经阴道显露于外阴部,称为脐带脱垂。脐带脱垂是分娩过程中对胎儿威胁最大的并发症之一。脐带脱垂往往是突然发生的紧急情况,脐带可受到胎儿先露部位的压迫,而发生胎儿血液循环障碍,对胎儿生命构成严重威胁,甚至可在瞬间死亡。

重点提示

妊娠合并症及并发症直接威胁着母婴的健康与安全,孕期应定期医学检查,发现异常情况,加强母胎监护。

第七节 不 良 嗜 好

生活中的一些不良嗜好对胎儿有很大的影响,如吸烟、酗酒、吸毒、饮咖啡、喝浓茶等,都有可能导致胎儿宫内生长受限,引起流产、出生缺陷等不良后果。

一、吸 烟

烟草中含有大量的有毒物质,除人们所熟知的尼古丁外,还有氢氰酸、氨、一氧化碳、苯并芘和焦油等。男性吸烟会影响精子的运动能力,降低精子数量,增加精子形态异常的几率。孕妇吸烟或长期处在被动吸烟的环境中对胎儿的发育和健康是非常不利的,因为尼古丁能引起子宫、胎盘血管收缩,减少胎儿组织血液灌流;一氧化碳通过胎盘进入胎儿的血液,可使得胎儿的碳氧血红蛋白增加,氧量降低,导致胎儿缺氧;一些有害物质如苯并芘等通过胎盘进入胎儿体内,可造成胎儿发育不良。吸烟孕妇的自然流产率是非吸烟者的 1.2~1.7 倍。孕妇吸烟还会增加围生期的死亡率,死因主要为胎盘早剥、前置胎盘、早产和肺炎等。

二、酗 酒

在我国古代有"酒后不入室"之说,表明人们很早就已认识到酒精对人类生殖的影响。西方一些国家有"星期日婴儿"一词,专门指那些在假日酗酒后孕育的神经系统发育障碍、面貌丑陋的婴儿。男性酗酒会导致精子数量减少、形态改变、活动力下降。孕期酗酒可引起胎盘早剥、羊水感染、胎粪污染等妊娠合并症,流产、围生期死亡、低体重儿或过熟儿及智力低下儿的发生率会增加。

重点提示

由于胎盘对酒精无任何屏障作用,孕妇饮酒就等于胎儿"饮酒",所以孕妇酗酒可导致体内胎儿慢性酒精中毒,使胎儿患"胎儿酒精综合征",故孕妇应绝对戒酒。

三、吸 毒

我国现有的毒品种类较多,常见的有海洛因、大麻、可卡因、摇头丸等。对海洛因有瘾的妇女妊娠后,可能导致胎儿对药物上瘾,新生儿出现戒断综合征的概率有 30%~90%;孕妇过量吸食大麻,出现低体重儿的概率较高;可卡因会引起胎盘和子宫血管收缩,减少氧的运送,造成胎儿发育迟缓;摇头丸是作用最强的兴奋药,可增加死胎和早产率,出现小样儿新生儿,表现出昏睡、呼吸窘迫等症状,日后还会产生情绪和运动协调障碍。

四、咖 啡 因

咖啡因是中枢神经兴奋药,人们常饮用的可乐、咖啡、茶中均含有咖啡因。研究表明咖啡因是导致妊娠初期流产的重要因素。孕妇妊娠期过多饮用含咖啡因的饮料,还可导致婴幼儿体质虚弱,动作发育迟缓。

第八节 心理社会因素

一、心理社会应激

妊娠期是女性一生中的一个重要时期。孕妇生活在社会和人群中,和其他人一样有喜、怒、哀、乐、忧、思、悲、恐等情绪变化,广泛的心理社会应激会对母体和子代产生较大的影响。妊娠期常见的心理社会应激因素包括地震、战争等灾难性事件;亲属重病或死亡、工作压力等各种生活事件;妊娠相关焦虑如担心胎儿健康、害怕分娩疼痛等。上述因素均能引起比较复杂的心理变化,进而对孕妇及其胎儿产生影响。

(一) 灾难性事件

灾难性事件指那些突发的、难以预料的、会对生命构成潜在威胁的经历或创伤性事件,按其性质大致可以分为自然灾难和人为灾难。自然灾难是指来自自然界的、人类不可抗拒的力量或非人为因素而导致的重大事故或自然灾难,如地震、旱灾、洪涝、台风、海啸、火山爆发、滑坡、泥石流等。人为灾难是指由人为因素或各种社会矛盾而导致的重大突发性事件,如动乱、战争、恐怖事件、火灾事件等。

当灾难性事件发生时,孕妇由于各种特殊的生理、心理需求得不到满足,易使其成为灾难性事件中的弱势群体。灾难性事件不仅可直接对其造成伤害,也可使其通过目睹他人受害而间接受到伤害。灾难的突发性和破坏性往往让自我保护能力力弱的孕妇心理反应更加强烈,更容易出现持续性的恐惧、紧张、焦虑、害怕等应激反应。已有的大量文献结果显示,灾难性事件造成的产前孕妇心理应激与多种出生缺陷均存在关联,不仅会导致早产、低出生体重、宫内生长迟缓等不良妊娠结局,还会对子代的智力、语言、神经发育等产生消极影响。

灾难发生后,各级工作者要积极改善灾区环境,减少孕妇的心理负担,进行适当的早期心理干预。同时,要优先保障孕妇有足够且全面的资源,如安全的饮用水、高蛋白质类食物等;鼓励孕妇与家人在一起,缓解孕妇的心理压力、紧张的情绪,从而减少出生缺陷。

(二) 孕期生活事件

生活事件指可造成心理应激,进而损害个体健康的生物性、心理性、社会性和文化性刺激。妊娠期妇女既要面临妊娠本身带来的种种变化,容易敏感、烦躁、情绪不稳定,同时又要承受来自家庭、单位、社会的各种压力,孕期生活事件是造成孕妇心理应激、损害母婴健康的主要应激原。

生活事件可分为正性生活事件和负性生活事件。正性生活事件指个人认为对自己的身心健康具有积极作用的事件;负性生活事件指个人认为对自己的身心健康产生消极作用的不愉快事件。研究表明,负性生活事件与身心健康的相关性明显高于正性生活事件。

孕妇的主要生活事件包括:自己或丈夫失去工作;自己或亲属生病;自己或亲属发生意外伤害;遇到经济财产问题;亲人死亡;离婚或与配偶关系不和;与他人关系不和;遭到意外的精神打击;对分娩的焦虑;孕期情绪不佳;妊娠期伴有疾病等。孕期生活事件产生的紧张、焦虑、抑郁等不良情绪不仅可导致流产、妊娠剧吐、妊娠高血压等,还可导致早产、低出生体重和小于胎龄儿等不良妊娠结局,甚至会造成胎儿畸形和死亡。孕期经历生活事件应激还会增加胎儿唇腭裂的发生风险。

(三) 妊娠相关焦虑

妊娠相关焦虑是一种较为独特而具体的症候群,和一般的焦虑和抑郁不同。总的来说,妊娠相关焦虑是指由于妊娠而产生的各种具体担忧,例如对胎儿健康的担心,对分娩和阵痛的担心,对自身健康或体形的担心,对家庭结构变化的担心,对社会功能降低的担心等。作为伴随妊娠发生的普遍且最重要的心理反应,妊娠期焦虑可以对孕妇本身及子代产生各种严重的影响。

焦虑在人一生中的任何年龄段都会出现。与男性相比,女性更易出现焦虑。孕妇的个性特征、社会经济因素、配偶的态度与妊娠相关焦虑密切相关。由于妊娠带来的角色转变也会对孕妇造成很大压力,特别是那些还没有作好怀孕准备的孕妇。当孕妇处于焦虑状态时,促肾上腺皮质激素和去甲肾上腺素分泌增多,全身小动脉痉挛,血管阻力增大,可导致先兆子痫和胎儿窘迫等并发症的产生,增加早产、低出生体重和剖宫的危险性。

孕妇良好的情绪状态能够为胎儿的健康发育提供良好的环境,如果孕妇经常情绪低落、忧愁苦闷会使胎儿脑血管收缩,减少脑组织的供血量,从而影响脑细胞的发育,孕妇过度的紧张恐惧甚至可以造成胎儿大脑发育畸形。

二、妊娠压力管理

妊娠及分娩是女性正常的生理现象,孕妇虽然为新生命的即将诞生激动无比,但妊娠本身对孕妇来说也是一种较大的生活事件,会使孕妇产生压力,影响其身心健康。对妊娠压力进行全面有效地管理可以减少和消除妊娠压力造成的不良影响,帮助怀孕妇女顺利度过妊娠和分娩、以确保母婴安全,促进母婴健康。妊娠压力管理主要包括以下几个方面。

1. 消除不必要的压力源　早发现、早检查、早确诊妊娠,及早避免接触各种有毒有害因素,减少和消除不必要的潜在压力源,最大限度保障母婴健康。

2. 完善社会支持系统　孕妇通过积极寻求和利用社会支持,可减轻妊娠压力,包括:①有形支持,如必要的物质支持和帮助。②精神支持,如丈夫的关爱、同伴的鼓励、亲属的照顾。③信息支持,如关于妊娠期营养、休息、用药、母乳喂养等各种指导和建议。④评估支持,通过高危筛查、遗传咨询、产前筛查、产前诊断评估妊娠风险。

3. 加强产前健康教育　产前健康教育内容主要包括妊娠、分娩及产后相关的生理和心理保健知识,目的是让孕妇充分了解正常妊娠和分娩的过程,正确看待妊娠生理反应,学习和掌握不同时期的应对技能,减轻焦虑、抑郁、恐惧等不良情绪,并保持积极乐观的心态,提高抗压能力。

4. 应用放松技术　在医生指导下适当应用冥想、呼吸、渐进性肌肉放松、音乐、瑜伽、按摩等放松技术,可以减轻妊娠压力造成的不良影响。放松技术即可缓解压力,又是良好的胎教方式,正受到越来越多的孕妇欢迎。

讨论与思考

1. 王女士刚结婚不久参加了县妇幼保健院组织的孕前知识讲座,回到单位把讲座中听到的知识告诉了打算要宝宝的几个姐妹,大家都说:"原来生活环境中有那么多有害因素会对胎儿造成危害,这些知识太重要了。"请思考生活环境中有哪些理化因素会对胎儿造成损害。

2. 某对夫妇,男方在某医院放射科工作,女方系某农药厂工人,他们结婚后 2 年内怀孕 3 次均自然流产,第 4 年足月生下一个先天性缺陷患儿,患儿主要表现低体重、小头畸形、心脏外露。请分析导致这对夫妇孕产异常的原因。

3. 李女士停经 40d 到医院检查,当得知怀孕后,她和丈夫非常惊喜,但由于李女士在 1 周前因感冒服用了多种药物,夫妇两人又忧心忡忡。试问:孕早期服药会对胎儿造成伤害吗? 孕期用药应遵循哪些原则?

4. 万女士初次妊娠,由于缺乏优生的有关营养学知识,前来妇幼保健院找医生咨询,若你是一名医生,请你给出正确指导。

5. 张女士已妊娠 36 周,每当想到进产房她就害怕,担心自己忍受不了分娩的疼痛。一些关于胎儿畸形、胎儿宫内窒息的消息也让她担惊受怕。张女士这样的心理状态对胎儿有哪些危害? 应如何对她进行心理调适?

(徐国华　田廷科　李玉芳)

第 *6* 章

实现优生的重要途径——出生缺陷防治

学习要点

1. 出生缺陷防治的重要性和紧迫性
2. 出生缺陷的三级预防措施
3. 婚前医学检查、卫生指导和咨询的内容
4. 孕前医学检查、咨询指导的内容
5. 孕产期各阶段的保健要点
6. 新生儿保健的内容
7. 产前筛查的概念、疾病和方法
8. 产前诊断的对象、标本采集和诊断方法
9. 新生儿疾病筛查的概念、方法

我国是人口大国,也是出生缺陷高发国家,据估计,我国每30秒就有一位有出生缺陷的婴儿问世,目前累计已有近3000万个家庭曾生育过缺陷儿,约占全国家庭总数的近1/10。出生缺陷儿既可造成大量胎婴儿死亡,又导致大量的儿童患病和长期残疾,让很多父母、很多家庭背负着痛苦、孤独和无望。出生缺陷已成为影响人口素质和群体健康水平的公共卫生问题,采取行之有效的防治措施是实现优生的重要途径。

第一节 出生缺陷防治概述

出生缺陷防治主要通过宣传教育、咨询指导、政策支持、技术手段等多种方式,防止和减少出生缺陷的发生或减轻出生缺陷的危害。

一、出生缺陷防治的重要性和紧迫性

出生缺陷给家庭和社会都会带来巨大的负担,出生缺陷防治,提高人口素质已迫在眉睫。

(一)出生缺陷防治直接关系到社会经济发展

人口健康不仅是社会经济发展的重要目标,而且越来越认为是社会经济发展的重要手段。已有研究表明人口因素从多方面制约着脱贫致富的进程,但低素质人口对经济发展的制约作用比过多人口的制约作用更大。据专家测算,我国每年有近百万例出生缺陷儿出生,其中先天性心脏病、唐氏综合征、神经管畸形等常见的严重出生缺陷所占的比例更高,造成的经济损失每年达数百亿元人民币。出生缺陷防治可以通过提高人口素质,减轻社会医疗保障和健康投资的负担,推动经济社会的可持续发展。

(二)出生缺陷防治直接关系到广大群众切身利益

据有关资料报告,我国出生缺陷患儿中除20%～30%经早期诊断治疗可以获得满意的生活质量外,20%～30%在出生后死亡,约40%致残。每一例出生缺陷都给家庭带来巨大的精神痛苦和沉重的经济负担,不仅影响患儿终生生活质量和身心健康,也影响家庭和谐。努力减少出生缺陷发生,直接关系到数千万家庭的幸福和亿万群众的切身利益。

(三)出生缺陷防治任务十分紧迫

出生缺陷时时刻刻都在发生,而普通群众预防出生缺陷的知识十分匮乏,缺少防范意识。目前全社会还没有形成积极有效的预防机制,一级预防尚未成为预防工作的重点。预防出生缺陷发生的关键是减少出生缺陷发生的机会,这种预防工作应始于孕前。当前迫切需要在全民中普及预防出生缺陷的科学知识,积极广泛推动出生缺陷防治工作,尽快形成经常性的工作机制,有效减少出生缺陷发生的危险因素。

二、出生缺陷的三级预防措施

预防出生缺陷,提高人口素质的关键是以预防为主,因此,世界卫生组织针对预防出生缺陷的各个环节提出了三级预防的策略,尽力防止出生缺陷的发生,减少出生缺陷儿的出生,并进行有效的治疗,现已被我国和许多国家采用。

(一)出生缺陷的一级预防

一级预防属孕前、孕早期干预,去除病因。一级预防又称病因预防,主要针对可能导致出生缺陷的各种病因,在孕前、孕早期采取有效措施,是预防出生缺陷的关键环节,也是最有效的手段。具体措施包括健康教育、孕前保健、遗传咨询、计划生育、选择最佳生育年龄、增补叶酸、孕早期保健(包括合理营养、预防感染、谨慎用药、戒烟戒酒、避免接触放射线和有毒有害物质、避免接触高温环境)等。

【重点提示】

出生缺陷防治的关键在于一级预防,一级预防是最为积极主动、有效、经济安全的预防措施。我国作为出生缺陷发生水平较高的国家,应将一级预防作为最常规、最重点的工作来开展。

(二)出生缺陷的二级预防

二级预防属产前干预,早发现、早诊断、早治疗。二级预防是指减少出生缺陷儿的发生。二级预防是对一级预防的补充,一般是对已经妊娠的孕妇进行干预,通过孕期检查、产前筛查和产前诊断,如果发现异常情况,提出一个合理化的医学建议,让孕妇和家庭做出比较合理的抉择。主要是通过早发现、早诊断和早处理,以及通过遗传咨询、产前筛查、产前诊断和选择性流产等方法,减少出生缺陷儿的出生。

(三)出生缺陷的三级预防

三级预防属出生后干预,减少出生缺陷儿的痛苦,提高生命质量。三级预防是指出生缺陷儿出生后采取及时、有效地诊断、治疗和康复,以提高患儿的生活质量,防止伤残,促进健康。出生缺陷儿的治疗包括疾病筛查、早期诊断和及时的内外科治疗等。有条件的医疗单位,产前检查诊断出畸形,也可进行宫内治疗。

三、我国的出生缺陷防治工作

我国政府高度重视出生缺陷防治工作。多年来,各级政府认真贯彻实施《母婴保健法》《中国妇女发展纲要》和《中国儿童发展纲要》等,逐步完善出生缺陷防治相关法律法规和政策措施。原卫生部先后印发了《孕产期保健管理办法》《产前诊断技术管理办法》《新生儿疾病筛查管理办法》等一系列规章和技术规范,使出生缺陷防治在各个环节基本实现了有法可依。逐步健全包括妇幼保健机构、综合医院、妇女儿童专科医院、基层医疗卫生机构、相关科研院所等在内的出生缺陷综合防治体系。大力推广适宜技术,提高出生缺陷防治服务的公平性和可及性。在加强常规孕产妇保健和儿童保健的基础上,针对性地开展婚前医学检查、产前筛查、产前诊断、新生儿疾病筛查、患儿治疗康复等出生缺陷防治服务。建立了全国出生缺陷监测系统,并推动省级出生缺陷监测系统的建设。我国出生缺陷监测数据为制定卫生政策和实施防治措施提供了可靠依据。

为了推广适宜出生缺陷干预措施,提高人群干预效果,2009~2011年,中央财政共投入3.2亿元,在农村地区实施增补叶酸预防神经管缺陷项目,取得明显成效,围生儿神经管缺陷发生率持续降低,从1996年的13.6/万下降到2011年的4.5/万。自2009年起实施了农村孕产妇住院分娩补助,提高了农村住院分娩率,增强了农村孕产妇对孕产期保健、出生缺陷干预措施的认识,提高了出生缺陷防治服务的覆盖率和利用率。2012年新增了西部农村地区新生儿疾病筛查补助项目和地中海贫血防控试点项目。通过开展出生缺陷综合防治,减少和避免了大量出生缺陷导致的不良后果,减少了补偿性生育,增加了人力资源的健康存量,提高了人口素质。《中国儿童发展纲要(2010~2020年)》提出了"严重多发致残的出生缺陷发生率逐步下降,减少出生缺陷所致残疾"的任务目标。2012年发布了《中国出生缺陷防治报告(2012)》,旨在向公众和国际社会全面介绍中国出生缺陷防治工作进展,引导全社会更加关注和支持出生缺陷防治工作,改善儿童健康状况,不断提高出生人口素质。

第二节　优　生　咨　询

优生咨询是优生工作的重要组成部分,是指为准备结婚、准备生育及已经怀孕的夫妇提供优生技术指导服务。咨询者向专门从事优生咨询或遗传咨询的医生提出有关婚育的问题,并征求其对婚育的意见,医生针对有关优生问题,应用医学及人类遗传学知识进行科学分析,提出婚育指导建议,使咨询者在知情同意情况下作出生育选择,从而达到优生的目的。

咨询者包括有遗传病史、曾生育过畸形儿的夫妇、曾接触过某些不利因素者、近亲结婚的夫妇、婚后多年不育的夫妇、高龄男女的生育及35岁以上的孕妇、曾有不明原因的反复流产或有死胎死产等情况的夫妇以及广大健康育龄夫妇。

优生咨询的目的是发现和解决具有高危因素的男女青年的生育问题,对广大健康咨询者进行宣传教育,使他们积极参与优生工作,创造良好的优生环境,促进和保护胎儿的正常发育。

优生咨询包括婚前优生咨询、孕前优生咨询和孕期优生咨询3个方面。

一、婚前优生咨询

婚前优生咨询是对即将结婚的青年男女开展婚前健康教育、医学检查以及有针对性地提供优生指导服务,其目的是预防和控制遗传性疾病的延续和传染性疾病的传播,这是预防出生缺陷的第一步。

重点提示

结婚从生殖医学的角度意味着两性的结合,孕育后代的开始。婚前医学检查和婚前优生咨询是婚后家庭幸福和谐的一种保证。

婚前优生咨询的内容包括婚前医学检查、婚前卫生指导和婚前卫生咨询。

(一)婚前医学检查

开展婚前优生咨询的一项重要工作是进行婚前医学检查。婚前医学检查是指对准备结婚的男女双方可能患有影响结婚和生育的疾病进行的医学检查。检查手段包括询问病史、体格检查、常规实验室检查和其他特殊检查(如染色体检查、基因检测等),以确定有无影响结婚和生育的疾病。

婚前医学检查的重点疾病包括:①严重遗传性疾病:由于遗传因素先天形成,患者全部或部分丧失自主生活能力,子代再现风险高,医学上认为不宜生育的疾病。②指定传染病:包括艾滋病、淋病、梅毒以及医学上认为影响结婚和生育的其他传染病。③有关精神病:包括精神分裂症、躁狂抑郁型精神病以及其他重型精神病。④其他与婚育有关的疾病,如重要脏器疾病和生殖系统疾病等。

(二)婚前卫生指导

婚前卫生指导是对准备结婚的男女双方进行的以生殖健康为核心,与结婚和生育有关的保健知识的宣传教育。

婚前卫生指导的内容包括:①有关性保健和性知识教育,可以帮助青年男女全面了解性生活知识和对性生活的具体指导。②新婚避孕知识及计划生育指导。③要做到适时妊娠,受孕前的准备、环境与疾病对后代的影响等孕前保健知识。④遗传病的基本知识。⑤影响婚育的有关疾病的基本知识。⑥其他生殖健康知识。

婚前卫生指导方法:由省级妇幼保健机构根据婚前卫生指导的内容,制定宣传教育材料。婚前保健机构通过多种方法系统地为服务对象进行婚前生殖健康教育,并向婚检对象提供婚前保健宣传资料。宣教时间不少于40分钟,并进行效果评估。

(三)婚前卫生咨询

婚前优生指导是指婚检医师针对医学检查结果发现的异常情况以及服务对象提出的具体

问题进行解答、交换意见、提供信息,帮助受检对象在知情的基础上作出适宜的决定。医师在提出禁止结婚、不宜结婚、不宜生育和暂缓结婚等医学意见时,应充分尊重服务对象的意愿,耐心、细致地讲明科学道理,对可能产生的后果给予重点解释,并由受检双方在体检表上签署知情意见。在出具任何一种医学意见时,婚检医师应当向当事人说明情况,并进行指导。

1. 禁止结婚　双方为直系血亲、三代以内的旁系血亲,禁止结婚,如表兄妹间禁止结婚。

2. 不宜结婚　患有医学上认为不宜结婚的疾病,建议不宜结婚。如一方或双方患有重度、极重度智力低下,不具有婚姻意识能力;重型精神病,在病情发作期有攻击危害行为的;患有无法矫正的生殖器官畸形者。

3. 可以结婚,但不宜生育　发现医学上认为不宜生育的严重遗传性疾病或其他重要脏器疾病,以及医学上认为不宜生育的疾病的,若病情稳定,建议可以结婚,但不能生育。例如:男女一方患严重的常染色体显性遗传病,其子女发病率高,目前产前不能作出诊断,出生后尚无有效治疗方法,如强直性肌营养不良、成骨不全等;男女双方均患严重的、相同的常染色体隐性遗传病,如男女均患白化病;男女一方患高遗传度的多基因遗传病,后代再发风险率高,如精神分裂症、躁狂忧郁性精神病、原发性癫痫等。

4. 暂缓结婚　患有艾滋病、淋病、梅毒、麻风病等传染病正处于传染期者,生殖器官畸形但经手术矫正恢复功能者,建议暂缓结婚,待治愈后再结婚。

5. 限制生育　对于产前能够准确诊断的遗传病可在获确诊报告后对健康胎儿做选择性生育;对产前不能作出诊断的 X 连锁隐性遗传,可在作出性别诊断后,选择性生育。

（重点提示）

提出禁止结婚、不宜结婚、、可以结婚但不可生育、暂缓结婚和限制生育等医学意见时,应讲明道理,对可能产生的后果给予重点解释,尊重服务对象的意愿。

二、孕前优生咨询

孕前优生咨询是出生缺陷一级预防的最关键环节,是积极主动、经济有效、无痛苦的预防出生缺陷发生的措施。孕前优生咨询通过为准备怀孕的夫妇提供健康教育与咨询、健康状况评估、健康指导为主要内容的保健服务,在孕前创造良好的生育环境和身心状态,减轻或消除不良因素,为优生奠定基础。孕前优生咨询一般在计划妊娠前 6 个月进行。

（一）孕前优生健康教育

通过多种方式,向接待夫妻双方,讲解孕前保健的重要性,介绍孕前保健服务内容及流程。通过询问、讲座及健康资料的发放,为育龄备孕夫妇提供健康教育服务,让其知情选择最佳受孕时期。

主要内容包括:与怀孕生育有关的生理和心理保健知识;实行计划妊娠的重要性和基本方法,以及孕前准备的主要内容;母体患病对生育的影响;孕前及孕期运动方式、饮食营养及环境因素等对生育的影响;出生缺陷及遗传性疾病的防治等。

（二）孕前优生健康检查

1. 基础信息采集　包括夫妇双方的姓名、出生年月、文化程度、职业、户口所在地等信息。

2. **一般情况采集**　重点采集与优生有关的疾病史、用药史、孕育史、饮食营养、生活习惯、环境毒物接触史、社会心理因素等。

3. **孕前医学检查**　通过对准备妊娠的夫妇进行病史询问、体格检查、临床实验室检查、影像学检查等医学检查手段,对其健康状况作出初步评估,针对可能影响生育的健康问题提出干预措施。为降低出生缺陷发生风险,从 2010 年开始,我国正式启动免费孕前优生健康检查项目试点工作,共有 19 项孕前优生健康检查服务内容(表 6-1),包括 5 项一般服务内容(优生健康检查、病史询问、体格检查、风险评估和咨询指导、早孕及妊娠结局跟踪随访)和 14 项医学检查内容(实验室检查 9 项,病毒筛查等 4 项,影像学检查 1 项)。

表 6-1　国家免费孕前优生健康检查 19 项基本服务内容

序号	项目		女性	男性	目的	意义
1	优生健康教育		√	√	建立健康生活方式,提高风险防范意识和参与自觉性	规避风险因素
2	病史询问(了解孕育史、疾病史、家族史、用药情况、生活习惯、饮食营养、环境危险因素等)		√	√	评估是否存在相关风险	降低不良生育结局风险
3	体格检查	常规检查(包括身高、体重、血压、心率、甲状腺触诊、心肺听诊、肝脏脾脏触诊、四肢脊柱检查等)	√	√	评估健康状况,发现影响优生的相关因素	减少影响受孕及导致不良妊娠结局的发生风险
		女性生殖系统检查	√		检查双方有无生殖系统疾病	
		男性生殖系统检查		√		
4	阴道分泌物	白带常规检查	√		筛查有无阴道炎症	减少宫内感染
		淋球菌检测	√		筛查有无感染	减少流产、早产、死胎、胎儿宫内发育迟缓等
		沙眼衣原体检测	√			
5	实验室检查9项	血液常规检验(血红蛋白、红细胞、白细胞及分类、血小板)	√		筛查贫血、血小板减少等	减少因重症贫血造成的胎儿宫内发育迟缓;减少因血小板减少造成的新生儿出血性疾病
6		尿液常规检验	√	√	筛查泌尿系统及代谢性疾患	减少生殖道感染、宫内感染、胎儿死亡和胎儿宫内发育迟缓
7		血型(包括 ABO 血型和 Rh 阳/阴性)	√	√	预防血型不合溶血	减少胎儿溶血导致的流产、死胎死产、新生儿黄疸等
8		血清葡萄糖测定	√		糖尿病筛查	减少流产、早产、胎儿畸形等风险
9		肝功能检测(谷丙转氨酶)	√	√	评估是否感染及肝脏损伤情况	指导生育时机选择,减少母婴传播
10		乙型肝炎血清学五项检测	√	√		
11		肾功能检测(肌酐)	√	√	评价肾脏功能	指导生育时机选择,减少胎儿宫内发育迟缓
12		甲状腺功能检测(促甲状腺激素)	√		评价甲状腺功能	指导生育时机选择,减少流产、早产、胎儿宫内发育迟缓、死胎死产、子代内分泌及神经系统发育不全、智力低下等

序号	项目		女性	男性	目的	意义
13	病毒寄生虫筛查4项	梅毒螺旋体筛查	√	√	筛查有无梅毒感染	减少流产、死胎死产、母婴传播
14		风疹病毒 IgG 抗体测定	√		发现风疹病毒易感个体	减少子代先天性风疹综合症、先天性心脏病、耳聋、白内障、先天性脑积水等
15		巨细胞病毒 IgM 抗体和 IgG 抗体测定	√		筛查巨细胞病毒感染状况	减少新生儿耳聋、智力低下、视力损害、小头畸形等
16		弓形虫 IgM 和 IgG 抗体测定	√		筛查弓形虫感染状况	减少流产、死胎、胎儿宫内发育迟缓等
17	影像1项	妇科超声常规检查	√		筛查子宫、卵巢异常	减少不孕、流产及早产等不良妊娠结局
18		风险评估和咨询指导	√	√	评估风险因素,指导落实预防措施	减少出生缺陷发生,提高人口出生素质
19		早孕和妊娠结局跟踪随访	√		了解早孕及妊娠结局相关信息,做好相关指导和服务	降低出生缺陷发生风险

(三) 孕前风险因素评估

孕前风险因素评估是指在孕前从社会、心理、行为、遗传和生物学的角度,对夫妇双方的健康状况、家族史、生活方式和行为等进行综合评估,发现影响夫妇健康或可能导致不良妊娠结局的风险因素暴露情况。目前国际上普遍使用的孕前风险评估方法为问卷(量表)辅以体格检查和实验室检查两大部分组成。问卷调查主要从年龄、慢性病史、既往生育史、家族史、工作和生活环境、生活方式和行为 6 个方面,了解计划怀孕夫妇妊娠前是否存在可能引起不良妊娠发生的风险暴露。疾病筛查主要通过体格检查、实验室检查发现对妊娠结局有不良影响的风险因素,以便采取措施避免或消除这些风险因素。

依据评估结果,将受检夫妇区分为一般人群和高风险人群。一般人群是指经评估未发现可能导致出生缺陷等不良妊娠结局风险因素的计划怀孕夫妇;高风险人群是指经评估发现一个或多个方面有异常的计划怀孕夫妇。

(四) 孕前优生咨询指导

将检查结果及评估建议告知受检夫妇,使他们知道自身存在的风险因素及其对妊娠带来的不良影响。遵循普遍性指导和个性化指导相结合的原则,针对夫妇的健康状况、生活行为、慢性疾病和遗传病提出相应的干预措施,为其提供普遍性健康指导和针对性咨询指导。

1. **普遍性咨询指导**　对于所有计划怀孕夫妇,无论在孕前优生健康检查中是否发现有高风险因素存在,都应给予普遍性咨询指导。

(1)制定妊娠计划:建议有准备、有计划的妊娠,避免意外怀孕,避免大龄生育。一般认为女性最佳生育年龄为 24~29 岁,男性为 25~30 岁。

(2)养成良好的生活习惯和健康的生活方式:受孕前 6 个月,调整生活方式,养成作息规律的生活习惯,保持心情轻松愉快,并进行合理的运动。孕前男女双方都应戒烟、禁酒等不良习惯至少 3 个月以上,可为精子和卵子的发育提供良好的体内环境。

(3)合理营养,平衡膳食:适当增加肉、蛋、奶、蔬菜、水果的摄入,保证营养均衡,根据情况科学地补充营养素及微量元素。

（4）增补叶酸：孕前 3 个月至妊娠后的头 3 个月每日补充 0.4mg 的叶酸，可有效降低脑积水、无脑儿、脊柱裂等神经管畸形的发生。

（5）预防感染性疾病，避开不良因素：避免风疹、腮腺炎、流感、单纯疱疹等病毒的感染；避免接触生活及职业环境中的有毒有害物质（如放射线、高温、铅、汞、苯、甲醛、农药等）；避免密切接触家畜，不养宠物；谨慎用药，计划受孕期间尽量避免使用药物，若必须用药时，一般情况下女性在停服药物至少 3 个月后再怀孕。服用长效口服避孕药者，6 个月后再怀孕；宫内节育器取出后 6 个月以上再怀孕。

（6）积极预防高血压、糖尿病等慢性疾病。

2. 针对性咨询指导　评估为高风险人群的计划外怀孕夫妇，必须进行一对一的咨询，在普遍性指导的基础上，根据存在的高风险因素进行详细的分析、指导和提出医学建议。

（1）遗传咨询：患有遗传病或出生缺陷、曾生育过出生缺陷患儿的夫妇，有遗传病和出生缺陷家族史的夫妇，原因不明流产史、死胎史及新生儿死亡时的夫妇建议遗传咨询。通过遗传咨询计划怀孕夫妇可了解有关遗传病病因、遗传方式、诊断、治疗、预后等问题，估计再生育时的再发风险或患病风险，医生提出孕前指导意见，采取措施，降低再发风险。

（2）疾病治疗：患有糖尿病、甲状腺疾病、心脏病、癫痫、性传播疾病和生殖道感染等对妊娠结局有不良影响的风险因素暴露妇女，建议转诊至相关专科医疗机构进行检查和治疗。对患有疾病，正在进行治疗的妇女，如准备妊娠，应对所使用药物进行合理调整，既能保证治疗疾病，又要尽可能把导致出生缺陷等不良妊娠结局的风险降低。

（3）避免职业危害、纠正不良行为：一方或双方从事有毒有害工作的计划怀孕的夫妇应当脱离有害环境 3 个月以上才能怀孕。必要时对所接触的有毒有害物质的情况，孕前进行针对性检查。根据检查结果对可能造成的结果进行判定后再给予指导。有不良生活方式（如烟、酒、药物成瘾）、过度疲劳、心理焦虑、抑郁者的应进行相应的干预和调整，必要时可使用药物、心理治疗。

（4）疫苗接种：对于特定病毒易感人群，建议进行孕前免疫，即注射相关疫苗，如风疹 IgG 阴性或抗体测定滴度很低的妇女，建议注射风疹疫苗。免疫接种至少 3 个月后再考虑妊娠。

（重点提示）

　　孕前优生指导要遵循普遍性指导和个性化指导相结合的原则。

三、孕期优生咨询

孕期优生咨询是孕期保健的重要组成部分。孕期优生咨询是指从确定妊娠之日开始至临产前，为孕妇及胎儿提供的系列优生咨询服务，包括为孕妇进行系统的医学检查（建立孕产期保健册、进行产前检查、筛查危险因素、诊治妊娠合并症和并发症）、为孕妇提供情绪、营养、保健、用药、感染、避免有害物质接触等方面的具体指导，必要时进行出生缺陷产前筛查和产前诊断，做到早发现、早干预。

根据胎儿发育的不同阶段,将孕期分为孕早期、孕中期和孕晚期,各具有不同的优生咨询重点。

(一) 孕早期(妊娠 12 周前)

孕早期是胎儿各器官发育形成的关键时期,易受外界因素及孕妇疾病的影响,优生咨询指导重点应为防流产和防致畸。

1. 尽早确诊妊娠,建立孕产期保健册　详细询问孕妇基本情况、现病史、既往史、月经史、生育史、避孕史、夫妇双方家族史和遗传病史等,建立孕产期保健册。

2. 做好预防流产相关知识的指导　调整孕早期的生活方式,保证充足的睡眠和营养,适当活动,避免高强度工作、高噪音环境,保持心情轻松愉快,预防孕期及产后心理问题的发生。

3. 避免接触致畸物　避免接触有害化学物品和放射线、密切接触宠物和病毒感染等。

4. 确定基础血压和体重,进行高危妊娠的初筛　通过了解有无不良孕产史、家族成员有无遗传病史、慢性病史等,筛查是否为高危妊娠。当确诊为高危妊娠时,若继续妊娠,要严密观察;若不宜继续妊娠应告知并及时终止妊娠。

(二) 孕中期(妊娠 13~27 周)

孕中期胎儿生长发育较快,而且相对比较稳定。此时的咨询指导重点是做好胎儿畸形的筛查和减少孕妇并发症的发生。

1. 做好孕中期的卫生指导　进行孕中期营养、生活方式、妊娠生理知识、早产的认识和预防,妊娠期糖尿病筛查等方面的指导。

2. 做好胎儿畸形的筛查　在妊娠 16~20 周进行唐氏综合症筛查和神经管畸形筛查,妊娠 24~28 周进行妊娠期糖尿病筛查等,通过 B 超监测胎儿生长发育的各项指标,可筛查出胎儿有无严重的畸形,如脑积水、无脑儿、脊柱裂、先天性心脏病及其它内脏异常等。对疑有畸形或遗传病及高龄孕妇的胎儿要进一步做产前诊断进行确诊。

3. 减少发生妊娠并发症　适当补充铁剂和钙剂,预防和治疗生殖道感染,减少并发症的发生。监测孕妇身体的各项指标,及早发现妊娠并发症,及早积极治疗。

(三) 孕晚期(妊娠 28 周及以后)

孕晚期胎儿生长发育最快,体重增加明显,接近成熟,孕妇要为分娩做好充分准备。此时的咨询指导的重点是预防母婴并发症和监测胎儿宫内安危。

1. 做好孕晚期的卫生指导　进行孕晚期营养及生活方式、孕妇自我监护、分娩及产褥期相关知识、母乳喂养、新生儿筛查及预防接种等方面的指导。

2. 监测母婴各项指标　检测胎儿生长发育的各项指标,防治妊娠并发症(妊娠期高血压病、妊娠期肝内胆汁瘀积症、胎膜早破、早产、产前出血等),及早发现并矫正胎位异常,特别注意胎盘功能和胎儿宫内安危的监护,及时纠正胎儿缺氧,妊娠≥41 周,需住院待产。

3. 做好分娩前的准备　根据产前检查结果,预测分娩方式,孕妇做好分娩前的心理准备;指导孕妇作好乳房准备,为产后哺乳提供基础。

重点提示

怀孕各期具有不同的优生咨询重点:孕早期是防止流产和防止致畸;孕中期是做好胎儿畸形的筛查和减少孕妇并发症的发生;孕晚期是预防母婴并发症和监测胎儿宫内安危。

第三节　产前筛查与产前诊断

产前筛查和产前诊断是减少先天缺陷儿出生的重要二级预防措施。通过孕期进行产前筛查和产前诊断,实现对缺陷胎儿的早发现、早诊断,进而尽早采取措施,达到预防先天缺陷儿出生的目的。

一、产　前　筛　查

(一)产前筛查概述

产前筛查是采用经济、简便和非创伤的生化检测方法,针对发病率高、病情严重的遗传性疾病或先天性畸形对孕妇进行广泛的检测,筛查出怀有某些先天性异常胎儿的高风险孕妇。产前能筛查出高风险可疑者,再进一步进行产前诊断确诊,以便在孕早、中期采取相应措施,防止先天缺陷的出生。产前筛查的流程如图 6-1。

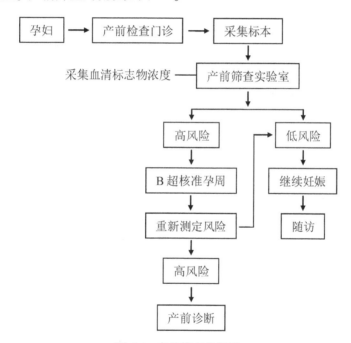

图 6-1　产前筛查的流程

产前筛查的对象:凡35岁以下孕妇均为筛查对象;35岁以上孕妇属高风险人群,一般直接进行羊水穿刺后做染色体核型分析。

目前广泛开展的产前筛查的目标疾病有唐氏综合征、18-三体综合征等染色体病和无脑儿、脊柱裂等神经管畸形。

(二)产前筛查的标志物

产前筛查是通过血清学筛查和超声筛查的方法来检测孕育出生缺陷的风险。

1. 血清学筛查的标志物　目前,作为血清中特异性标志物的主要有妊娠相关血浆蛋白 A (PAPP-A)、游离-β 亚基-促绒毛膜性腺激素(Free β-hCG)、甲胎蛋白(AFP)和雌三醇(uE₃)

等。这些物质在怀有某种先天性缺陷胎儿的高危孕妇血清中的变化与正常孕妇血清中的浓度存在明显不同(表6-2)。

表6-2 正常孕妇和高危孕妇的血清中特异性标志物比较

标志物	正常孕妇的血清	高危孕妇的血清
血浆蛋白A	随着妊娠进展逐渐升高,到妊娠足月时达高峰	呈下降趋势
游离-β 亚基-促绒毛膜性腺激素	随着妊娠进展而逐渐升高,到妊娠第8周时达到最高峰,然后又下降	呈上升趋势
甲胎蛋白	随着妊娠进展而逐渐升高,到妊娠28~32周时达高峰,以后又下降	染色体异常时,较正常值偏低,开放性神经管缺损时,较正常值偏高
雌三醇	随着妊娠进展而逐渐升高	较正常值偏低

2. 超声筛查的指标　主要监测指标是胎儿颈后透明层(NT)和胎儿鼻骨(NB)。目前,胎儿颈后透明层是染色体异常产前超声筛查中唯一得到广泛认可的筛查指标,在孕10~14周时由胎儿颈后部皮肤下液体生理性聚集形成,此时正常胎儿颈后透明层厚度为1~3mm,唐氏综合征及其他染色体异常常出现NT增厚。

另外,孕妇的年龄、体重、有无糖尿病、单胎或双胎等相关资料也是孕早期产前筛查的指标。

(三)产前筛查的方法

在孕早、中期抽取孕妇2~3ml静脉血(禁高脂饮食,空腹最好)。通过定量测定母血中相关血清标志物浓度,再结合孕妇年龄、体重、孕周、种族等参数计算出唐氏综合征、18-三体综合征及神经管畸形的风险率。将检测数据输入筛查分析软件即可得出筛查结果。

1. 唐氏综合征筛查　按照产前筛查的时间进程分为妊娠早期筛查和妊娠中期筛查。

(1)妊娠早期筛查:妊娠早期(妊娠10~13^{+6}周)采用孕妇血清学检查、超声检查或二者结合的方法进行筛查。其中血清学筛查指标是妊娠相关血浆蛋白A(PAPP-A)和游离-β 亚基-促绒毛膜性腺激素(Free β-hCG),如果2项指标都较正常偏低,且超声检查发现颈后透明层增厚、胎儿鼻骨缺如,则唐氏综合症筛查结果为阳性,即孕妇的胎儿患病的风险较高,但仍需进一步确诊和处理。

(2)妊娠中期筛查:妊娠中期(妊娠15~20^{+6}周)的血清学筛查通常采用三联法,即检测甲胎蛋白(AFP)、游离-β 亚基-促绒毛膜性腺激素(Free β-hCG)和雌三醇(uE$_3$)。唐氏综合征患者血清中 AFP 降低、Free β-hCG 升高、uE$_3$ 降低,再结合孕妇年龄、孕周等情况,可估算出唐氏综合征和18 三体综合征的风险率。

2. 神经管畸形筛查　在妊娠中期进行血清学筛查和超声筛查。

(1)血清学筛查:在妊娠中期(妊娠15~20^{+6}周)进行,孕母血清中的甲胎蛋白(AFP)是神经管畸形(NTD)的筛查指标。由于神经管缺损的情况下,AFP 从胎儿体内大量漏出,在羊水和孕妇血清中都显著升高。

(2)超声筛查:99%的神经管畸形可通过妊娠中期(妊娠15~20 周)的 B 超检查即可获得诊断。

重点提示

产前筛查是风险率的估计,不是胎儿异常的确诊。唐氏综合征妊娠早期筛查包括孕妇血清学测定 PAPP-A↓、和 Free β-hGG↓,结合超声检查;妊娠中期筛查 AFP↓、Free β-hGG↑和 uE3↓。神经管畸形主要筛查妊娠中期孕妇血清中 AFP↑,结合超声筛查。

(四)产前筛查结果的判定和处理

唐氏综合征、18-三体综合征的风险率以 1/n 方式表示,意味着出生某一患儿有 1/n 的可能性,筛查结果分为高风险和低风险。唐氏综合征用 1/270 为阳性切割值,即筛查结果风险率≥1/270 为高风险妊娠;18-三体综合征用 1/350 为阳性切割值,即筛查结果风险率≥1/350 为高风险妊娠;开放性神经管畸形宜以孕母血清 AFP 浓度 2.5MOM(MOM 为中位数倍数)为阳性切割值,筛查结果 AFP≥2.5MOM 者为高风险。产前咨询医师对筛查出的高风险孕妇介绍进一步检查或诊断的方法,由孕妇知情选择。对于唐氏综合征或 18-三体综合征高风险者,建议进行介入性产前诊断,作胎儿染色体核型分析;对开放性神经管畸形高风险者,应进行针对性超声检查,判断胎儿是否患病。产前筛查是风险率的估计,不是胎儿异常的确诊。在未进行产前诊断之前,不应对孕妇做终止妊娠的处理。应对所有筛查对象进行妊娠结局的随访。

重点提示

高风险产前筛查结果的判定:唐氏综合征筛查结果风险率≥1/270;18-三体综合征筛查结果风险率≥1/350;开放性神经管畸形筛查结果风险率 AFP≥2.5MOM。

二、产 前 诊 断

产前诊断又称宫内诊断,是在胎儿出生前对胎儿的细胞和代谢产物进行生化检测、染色体核型分析和基因诊断等,诊断出胎儿是否患有严重的遗传性疾病或先天性畸形。产前诊断可将产前筛查出来的高危胎儿进一步确诊,是预防出生缺陷的一项有效而可靠的措施。

产前诊断的主要疾病有染色体病、性连锁遗传病、遗传性代谢缺陷病和非染色体性先天畸形等。

(一)产前诊断的对象

1. 羊水过多或过少者。
2. 产前筛查后的高危孕妇。
3. 曾生育过严重先天性缺陷患儿的孕妇。
4. 夫妇一方患有先天性疾病或遗传性疾病。
5. 孕早期时接触过可能导致胎儿先天缺陷的物质。
6. 35 岁以上的高龄孕妇。

(二)产前诊断常用的方法

产前诊断方法有影像诊断、生化免疫诊断、细胞遗传诊断、分子遗传诊断等。

1. **影像诊断** 孕妇妊娠 16~24 周进行常规影像检查,主要利用 B 超诊断仪对胎儿结构直接观察,评估胎儿生长状况,检查胎儿体表及内脏结构发育情况。通过 B 超检查可诊断包括无脑儿、脑膨出、开放性脊柱裂、胸腹壁缺损、内脏外翻、单腔心、致命性软骨发育不全等先天畸形。该方法为无创伤性检查,故应用最广,也可辅助用于产前诊断取样技术。

2. **生化免疫诊断** 对采集的羊水、绒毛、孕妇的血清及尿液等样本进行生化分析,检测其中某些代谢产物水平和酶活性水平,诊断胎儿是否患有遗传性代谢缺陷和分子病。如检测出羊水中的甲胎蛋白(AFP)含量较高时,胎儿可能患有开放性神经管畸形,包括脊柱裂或无脑儿等。

3. **细胞遗传诊断** 对采集的绒毛细胞或羊水中的胎儿细胞进行性染色质检查和染色体检查。若绒毛细胞染色体核型分析异常,必要时可再做羊水细胞或脐静脉血细胞染色体检查进一步确诊。

4. **分子遗传诊断** 利用限制性内切酶(RFLP)、分子杂交(FISH)、聚合酶链式反应(PCR)、DNA 测序等分子生物学技术对采集的绒毛细胞、羊水中的胎儿细胞或胎儿组织中的DNA 进行基因分析诊断,目前地中海贫血、血友病、苯丙酮尿症等近百种遗传病成功地进行了产前基因诊断。

(三)产前诊断标本的采集

一般情况下,产前诊断需要取胎儿的细胞和代谢产物,临床上采集标本的方法有孕妇外周血采集和分离胎儿细胞、绒毛吸取术、羊膜穿刺、脐静脉穿刺等。

1. **孕妇外周血采集和分离胎儿细胞** 孕妇外周血中尚有少量的胎儿细胞,在孕 10~18 周时采集母血后,经过进行胎儿细胞识别、富集和纯化技术,进行染色体分析和基因诊断。可用于一些已知突变性质的基因病和染色体病。该方法是非创伤性的,易被孕妇接受,现已成为产前诊断的主流方法。

2. **绒毛吸取术** 在 B 超监视下,用一特制的塑料或金属导管从阴道经子宫口进入子宫,再沿子宫壁到达预定的取样位置吸取胎儿绒毛组织(图 6-2)。宜在孕 8~11 周进行。绒毛组织中含有大量的处于分裂期的细胞,可以用来直接制备染色体标本,或经短期培养后进行染色体诊断,也可以直接用于分子生物学诊断。该方法的优点是可以在妊娠早期确定胎儿健康状况和性别,如果确诊为染色体病可选择性流产,给孕妇带来的损伤和痛苦较小;如确诊是正常胎儿则可较早的解除孕妇的不安情绪。缺点是引起流产的风险比较高,且标本容易被细菌、真菌等污染,不宜进行长时间培养。

3. **羊膜穿刺术** 在 B 超监视下,用消毒穿刺注射器经孕妇腹壁进入到羊膜腔抽取羊水的方法(图 6-3)。宜在孕 16~21 周进行。羊水中含有胎儿的细胞、分泌物和代谢产物,可对羊水中的细胞培养进行染色体诊断,也可以对胎儿的分泌物和代谢产物进行生化检查和免疫学检查,用于诊断胎儿是否患有染色体病、遗传性代谢病、神经管缺陷等。该方法的优点是成功率较高,危险性相对较小,引起流产的风险约为 0.5%。缺点是孕中期确诊胎儿患病,只能进行选择性引产,对孕妇的伤害较大。

4. **脐静脉穿刺术** 在 B 超监视下,用细针经孕妇腹壁、子宫进入胎儿脐静脉,抽取一定数量的胎儿血液的方法。宜在孕 18~24 周进行。可对胎儿血液进行细胞培养检查染色体,也可做生化免疫诊断和分子诊断。脐静脉穿刺术可用于因错过绒毛取样或羊水取样最佳时机的补救措施。该方法的优点是诊断准确,缺点是取样要求的技术较高,且有约 2% 的可能造成胎儿流产。

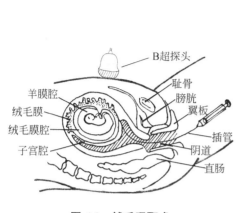

图 6-2　绒毛吸取术

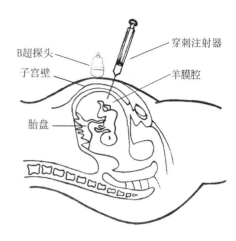

图 6-3　羊膜穿刺术

第四节　新生儿疾病筛查

新生儿疾病筛查是指在新生儿期对严重危害新生儿健康的先天性、遗传性疾病施行专项检查,提供早期诊断和治疗的母婴保健技术。新生儿疾病筛查主要针对发病率较高、早期无明显临床表现但有实验室阳性指标、能够确诊并且可以治疗的疾病。在发达国家列入新生儿筛查的疾病多达 20 多种,我国目前重点筛查的新生儿疾病有苯丙酮尿症(PKU)、先天性甲状腺功能减低症(CH)等代谢性遗传病和先天性听力障碍。

一、新生儿代谢性遗传病筛查

新生儿代谢性遗传病筛查的方法采用足跟血筛查法,包括血片采集、送检、实验室检测、阳性病例确诊和治疗。新生儿代谢性遗传病筛查的流程见图 6-4。

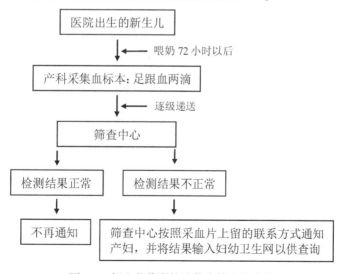

图 6-4　新生儿代谢性遗传病筛查的流程

血标本的采集对象是医疗机构或卫生院降生的全部活产婴儿。采血时间为新生儿出生72 小时后,7 天之内,在充分哺乳(吃足 6 次奶)之后。血标本的采集采用血滤纸片法,从婴儿足跟 1/3 处内侧或外侧穿刺采血,将滤纸片接触血滴,使血液自然渗透至滤纸背面,至少采集3 个血斑,自然晾干,置于密封袋内,2~8℃冰箱保存,在 3 天内递送至新生儿筛查中心检测。凡筛查中心检测异常或可疑病例,要及时复测,复测呈仍阳性者,则召回婴儿进行确诊检查。

1. 苯丙酮尿症(PKU)　PKU 发病原因是先天缺乏苯丙氨酸羟化酶导致血液中的苯丙氨酸(Phe)浓度升高。该病在新生儿期无特殊临床症状,如果没有及早诊断和及时治疗,3~4 个月后,将损伤大脑,出现智力发育落后、头发变黄、皮肤变白、全身和尿液有特殊鼠臭味等症状。通过新生儿疾病筛查发现并确诊苯丙酮尿症患儿,应采用低苯丙氨酸的饮食治疗,并定期检测血 Phe 浓度,监测患儿生长发育、智力发育情况,这样至少持续到青春后期或终身治疗。且开始治疗的年龄越小,预后就越好。

苯丙酮尿症以苯丙氨酸(Phe)作为筛查指标,一般 Phe 浓度大于 120μmol/L(2mg/dl)为筛查阳性。筛查阳性者应及时召回进行复查确诊。在正常摄入蛋白质情况下,血苯丙氨酸浓度持续>360μmol/L 两次以上者,均应给予低苯丙氨酸饮食治疗,治疗至少持续到青春发育成熟期,提倡终身治疗。对成年女性 PKU 患者,应当告知怀孕之前半年起严格控制血苯丙氨酸浓度在 120~360μmol/L,直至分娩。血 Phe 浓度≤360μmol/L 为轻度高苯丙氨酸血症,需定期随访观察。

2. 先天性甲状腺功能减低症(CH)　又称呆小病或克汀病,发病原因是由于先天性甲状腺功能障碍引起的生长发育迟缓和智力落后。大多数此病患者在新生儿期往往无明显表现,仅有黄疸延迟、便秘、脐疝等非特异性的症状,不易引起家长和医生的注意。但随着年龄的增长,会逐渐出现眼距增宽及舌外伸等表现,且智能和体格发育均落后于同龄正常孩子的水平,最终成为矮小畸形的痴呆儿。如果没有及早诊断和及时治疗,将导致智力落后和生长发育障碍。愈早诊断和治疗,预后愈好,如能在出生 3 个月内得到确诊和治疗,80% 以上的患儿可智力发育正常或接近正常。

先天性甲状腺功能减低症以促甲状腺素(TSH)作为筛查指标,一般 TSH 浓度为 10~20μIU/ml 为筛查阳性。筛查阳性者应及时抽取静脉血测定 TSH 和 FT4(游离甲状腺素)浓度,血 TSH 高者,FT4 降低者,诊断为先天性甲状腺功能减低症,应给予左旋甲状腺素(L-T4)治疗。血 TSH 增高,FT4 正常者,诊断为高 TSH 血症,需密切随访。

（ 重点提示 ）

PKU 以苯丙氨酸(Phe)作为筛查指标,一般 Phe 浓度大于 120μmol/L(2mg/dl)为筛查阳性;CH 以促甲状腺素(TSH)作为筛查指标,一般 TSH 浓度为 10~20μIU/ml 为筛查阳性。

二、新生儿听力障碍筛查

听力障碍是常见的出生缺陷之一,发病率约为 0.3%,每年约有 6 万名严重听力障碍患儿出生。听力障碍的婴儿由于缺乏语言刺激和语言环境,在语言发育的最重要和关键的 2~3 岁内不能建立正常的语言学习,最终导致聋哑,发生语言障碍、社会适应能力低下和某些心理行为问题。新生儿听力筛查是早期发现新生儿听力障碍,开展早期诊断和早期干预的有效措施。筛查的方法采用筛查型耳声发射仪或自动听性脑干反应仪进行测试,该方法操作简单、便捷、且无创伤,易于普及接受。

正常新生儿听力障碍筛查实行初筛和复筛 2 阶段筛查法,即出生后 48 小时至出院前完成初筛,初筛工具用筛查型耳声发射仪或自动听性脑干反应仪,所有新生儿在出院前均应接受听力初筛,筛查的结果都以"通过"或"未通过"表示。未通过者及漏筛者于 42 天内再进行双耳复筛,即使初筛时只有单耳未通过,复筛时亦均应复筛双耳,复筛仪器同初筛。新生儿重症监护病房(NICU)婴儿出院前进行自动听性脑干反应筛查,未通过者直接转诊至听力障碍诊治机构。对确诊为永久性听力障碍的患儿应当在出生后 6 个月内进行相应的临床医学和听力学干预。对使用人工听觉装置的儿童,应当进行专业的听觉及言语康复训练。

讨论与思考

1. 小张和小王是一对亲表兄妹,从小青梅竹马,两情相悦。由于他们所在村庄"舅表亲,亲上加亲"的观念还很浓厚,双方父母也同意两人结婚。两人在领结婚证前一起到县妇幼保健院接受婚前医学检查,请你给予结婚生育的相关指导。

2. 何女士,女 28 岁,婚后打算尽早生育,因此,开始做妊娠前准备,请你给予正确指导。

3. 刘女士,25 岁,现已妊娠 9 周,她的丈夫听说产前筛查可防止某些先天缺陷儿的出生,要求赵女士去医院做产前筛查。刘女士从书上了解到高龄孕妇生出唐氏综合征患儿的风险增高,认为自己年轻不会生出唐氏综合征患儿,同时,又担心产前筛查会对胎儿造成影响,不愿接受产前筛查。两人为此还发生了争执,请你给予指导。

4. 黄先生,40 岁,有 2 次婚姻,第一任妻子妊娠 5 次均流产,离婚;第二任妻子受孕 3 次,也都在妊娠 3 个月内流产,他强烈想要一个孩子。为了分析流产原因夫妇需要进行哪方面的检查? 如何生育一个健康孩子?

5. 李家的小儿媳妇生了一个儿子,全家人终日沉浸在幸福之中,在全家的精心呵护下,小孙子越长反而越不聪明了,他们想方设法给孩子增加营养,鸡蛋、牛奶等高蛋白食品从不间断,可越吃效果越差,孩子渐渐出现了痉挛,皮肤头发颜色变淡,其尿液有鼠臭味。试问:孩子患了哪种疾病? 如何预防和控制该病的发生发展?

(赵文忠　田廷科)

实验部分

实验一　人类非显带染色体核型分析

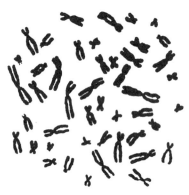

实验图-1　人类非显带染色体照片

【实验目的】

1. 学会正常人体细胞非显带染色体核型分析方法。

2. 能识别人类染色体的分组特征。

【实验材料】

1. 剪刀、镊子、胶水、铅笔、橡皮、核型分析报告单。

2. 人类体细胞非显带染色体放大照片(实验图-1)

【实验内容】

(一)掌握非显带染色体识别特征

根据人类染色体分组特征,掌握每对染色体的识别特征及各组染色体识别特征,这是常规非显带染色体标本进行核型分析的依据,现描述如下。

A组:1~3号染色体,共6条。1号是最大的染色体,具有中央着丝粒(约在染色体全长的1/2处,以下简略为1/2、1/4等),在长臂近着丝粒处,偶可见到一个狭窄的次缢痕;2号较1号稍短,具亚中着丝粒(3/8);3号比2号短,为中央着丝粒(1/2)。

B组:4~5号染色体,共4条。4、5号2对染色体较3号短,均为亚中着丝粒染色体(1/4)。在非显带染色体标本中,这2对染色体彼此间不易区分。

C组:6~12号、X染色体,女性为16条,男性为15条。本组染色体中等大小,均为亚中着丝粒染色体,在非显带染色体标本上各对之间不易区分。其中X、6、7、8、11号的短臂较长;9、10、12号的短臂较短;X染色体大小介于6号与7号之间。

注意:本组6、X、7号染色体的短臂比上面的4、5号稍长,切勿混淆,以致分错组别。

D组:13~15号染色体,共6条。13、14、15均为近端着丝粒染色体,短臂末端都有随体,但不易见到,此3对染色体之间不易区分。

E组:16~18号染色体,共6条。16号为本组最大的1对染色体,具有中央着丝粒(1/2),长臂上有时可见到次缢痕;17号较16号稍小,具有亚中着丝粒(3/8);18号较17号稍小,为亚中着丝粒(1/4),即短臂比17号稍短。

F组:19~20号染色体,共4条。19、20号均为中央着丝粒染色体(1/2),呈字母X形。2对之间不易区分。

G组:21~22、Y染色体,女性为4条,男性为5条。21、22、Y染色体均为近端着丝粒染色体,21、22号均具随体,但不易见到,2对之间不易区分。Y染色体较21、22号略大、长臂互相平行而靠拢,无随体,着色亦较深,易与21、22号相区分。

(二)非显带核型分析

1. **计数**　每人取2张人类体细胞非显带染色体放大照片(一张作对照,一张作分析剪贴),首先计数染色体总数,确定有无染色体数目异常。

2. 剪贴　用剪刀沿着每条染色体的四周按直线逐个剪下(呈长方形),放在白纸上。首先按每条染色体的大小顺序排列,然后参照着丝粒在染色体上的相对位置,仔细地一一进行配对。一般先找出 1、2、3 号染色体进行配对,再依次为 B 组和 G 组,然后依次识别 F、D、E 组,最后辨认 C 组。

3. 核对调整　染色体排列后,要反复核对,如有差错,可进行调整,直到满意为止。

4. 粘贴　用牙签沾少许胶水,小心地将每号染色体贴于报告单上。注意染色体短臂朝上,长臂朝下,着丝粒的位置应在同一条直线上。

5. 分析结果　核型记录,先写出染色体总数,再写逗号,最后写性染色体组成。如正常男性核型写为 46,XY;正常女性核型写为 46,XX。

【注意事项】

1. 按染色体轮廓剪成长方形,以便排列、配对和粘贴。

2. 操作时,不要对剪下的染色体打喷嚏、咳嗽、大声说话,以免把染色体吹跑遗失。

3. 粘贴时,一对染色体要排列紧密,不要有间隙,而每对染色体间要有间隙。

4. 将性染色体排列在 G 组旁。

【实验报告】

每人交一份剪贴好的正常人染色体核型分析报告。

实验二　单基因遗传病系谱分析

【实验目的】

1. 学会系谱绘制、分析的方法,能正确分析单基因病的遗传方式。

2. 加深对遗传基本规律的理解,培养学生的综合分析能力。

【实验材料】

单基因系谱图、铅笔、尺子、实验报告纸等。

【实验内容】

(一)判断下列各系谱的遗传方式,分析先证者及其父母的基因型,并说出下列系谱各有什么特点?

1. 系谱一

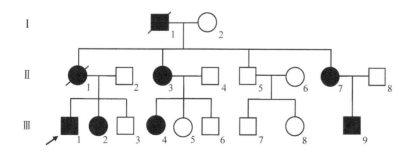

2. 系谱二

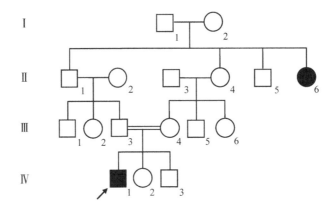

3. 系谱三

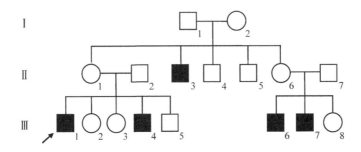

4. 系谱四

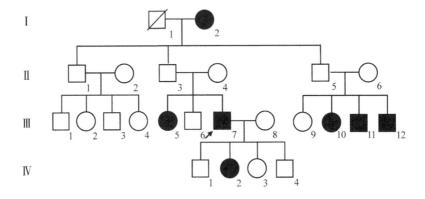

(二)根据下列病例绘制系谱,并通过分析回答问题

1. 先证者为一女性并指患者,她的祖父、父亲、一个姑姑和女儿也是并指患者,先证者的母亲、伯父、一个姑姑和一弟一妹都正常。

(1)绘出系谱图。

(2)判断遗传方式并写出先证者及其父母的基因型。

(3)若先证者与正常男性婚配,分析其子女再发风险。

2. 先证者为一男性血友病 A 患者,通过调查发现:先证者的一个弟弟、一个舅舅和一个姨家表弟均为患者,先证者的外祖父母、父母、姨、姨夫、两个妹妹和一个舅舅均正常。

(1)绘出系谱图。

(2)判断该病属何种传递方式,在系谱上写出各成员的基因型。

(3)若先证者的妹妹与正常男性婚配,分析其子女再发风险。

【实验报告】

根据题意,写出各题答案。

实验三　优生咨询

【实验目的】

1. 学会优生咨询的一般程序与方法。

2. 能运用遗传学知识分析典型病例,初步具备优生咨询能力。

3. 培养学生良好的沟通能力、情感态度和责任心。

【实验材料】

典型病例、模拟优生咨询门诊。

【实验内容】

(一)优生咨询的一般程序

优生咨询是指依据医学遗传学原理,通过询问、检查、病史收集等,对咨询者所提出的有关避免发生出生缺陷、生育健康孩子等问题进行科学分析、合理解答和医学干预,使他们在知情的情况下作出生育选择,从而实现优生。

1. 采集信息　要全面了解咨询对象的情况,必须询问咨询对象的家庭和个人遗传病方面的情况、医疗史、生育史(流产史、死胎史、早产史)、家族史及婚姻史(婚龄、配偶健康状况)特殊化学物接触及特殊反应情况、年龄、居住地区、民族。根据收集到的先证者家系的发病情况绘制出家系谱。

2. 遗传病诊断及遗传方式的确定　根据确切的家系及医学资料、化验结果及各种检查报告单,诊断出是哪种遗传病或与哪种遗传病有关,单基因遗传病还须确定是何种遗传方式。

3. 遗传病再发风险的估计　染色体病和多基因病以其群体发病率为经验风险,而单基因病根据遗传方式进行家系分析,进一步进行再发风险估计并预测其子代发病风险。

4. 产前诊断　遗传咨询应根据子代可能的出生缺陷类型和再发风险,建议采取适当的产前诊断方法,充分考虑诊断方法对产妇和胎儿的风险等。

5. 提供建议　向咨询对象提供结婚、生育或一般咨询建议。

(二)模拟优生咨询

请同学们通过扮演咨询者和咨询医师,熟悉遗传优生咨询过程和分析解答的方法。

1. 病例　一位 24 岁的妇女已妊娠 7 周,因有一个患先天愚型的弟弟而来进行咨询。

模拟咨询者提问:①她弟弟所患的先天愚型是否为遗传病?其发病的可能原因是什么?②她本人是否带有异常染色体?有多大可能性?③她的孩子是否会患此病?有多大可能性?④她强烈希望生一个健康的孩子,那么她妊娠期间应该注意什么?

模拟优生咨询医师解答:她弟弟所患先天愚型为染色体病,是遗传病的一种。查找其发病的原因要先查清她弟弟的核型,故需先查阅她弟弟的核型分析报告,或对其弟弟进行核型检查。如果她弟弟的核型是单纯性 21-三体型(47,XY,+21,估计 95% 的可能是这种情况),表明其发病源于双亲之一的生殖细胞在形成过程中减数分裂时 21 号染色体发生不分离所致。这种情况下,她妊娠生出先天愚型儿的风险一般小于 30 岁以上妇女的妊娠风险,约为 1/1500。如果她弟弟的核型是易位型(估计 5% 的可能性),则应先对其父母等家庭成员进行核型检查。她母亲是染色体平衡易位携带者的可能性高于父亲 10 倍,如果她父母之一是染色体平衡易位携带者,她本人则有 50% 的可能性也是染色体平衡易位携带者,此时即需检查她的核型,如果诊断她本人是染色体平衡易位携带者,则此次妊娠生出先天愚型的风险为 25%,她若希望生一个健康孩子,那么她必须尽快进行产前诊断(可采取绒毛吸取术,宜在孕 9~12 周进行;也可采用羊膜穿刺术,宜在孕 16~20 周进行,本例最好采取绒毛吸取术)。诊断结果若是患胎,即选择人工流产,以避免生出先天愚型儿。

2. **注意事项**　态度应亲和,尊重咨询对象的隐私权,咨询时无关人员不得在场,对咨询对象提供的病史和家族史给予保密;遵循知情同意的原则,尽可能让咨询对象充分了解疾病及可能的发生风险,详细介绍各种产前诊断技术;是否采用某项诊断技术由受检者本人或其家属决定。

(三) 优生咨询的策略

1. 不影响结婚生育的或对结婚生育影响很小的遗传病,不必劝阻其结婚与生育。

2. 患有或携带有性连锁遗传病的夫妇可通过孕前选择性别妊娠,来杜绝子代患病甚至杜绝子代是性连锁遗传病基因携带者。

3. 对比较严重、子代再发风险较高、没有可靠的治疗方法及产前诊断方法的遗传病,为了避免生出患儿可以不结婚或是虽结婚,但采取避孕或绝育措施。

4. 有些遗传病子代再发风险高,也很严重,但尚不致死致残;或虽严重,但可以治疗,这种情况下也可以根据男女双方的意愿、就医条件和经济条件等因素对结婚和生育进行慎重考虑。

5. 有些遗传病子代再发风险率较高,也很严重,可以致死致残,且无法治疗,有可靠的诊断办法,此种情况下,可以妊娠,但须做产前诊断。

【实验报告】

通过扮演咨询者和咨询医师,来模拟以下病例的优生咨询过程,并写出提问和分析解答思路。

1. 一对年轻夫妇生出了一个先天性聋哑的女儿,夫妇两人的家庭成员中皆无此病患者,他们想生二胎,并担心聋哑女儿的未来,前来咨询。

2. 有一对表现型正常的夫妇,妊娠 4 胎中有 2 次流产,存活的长女表现型正常,但经染色体检查核型为:45,XX,-14,-21,+t(14;21)(q11;p11),存活的男孩还是一个具有 46 条染色体的先天愚型患儿,想知道其中的原因来进行咨询。

3. 有一位青年和他的表妹相爱,他们认为在他们的家系中从无遗传病患者,结婚后对后代不会有影响,但他们又听说近亲结婚非常有害,故心里矛盾重重,双双前来咨询,请你从优生的角度给予指导。

(田廷科　江新华　赵文忠)

《遗传与优生学基础》数字化辅助教学资料

一、网络教学资料

1. 网址 www.ecsponline.com/topic.php？topic_id＝29

2. 内容

(1)教学大纲及学时安排

(2)教学用 PPT 课件

二、手机版数字化辅助学习资料

1. 网址(二维码)

2. 内容

(1)知识点/考点标注

(2)练习题:每本教材一套,含问答题、填空题、选择题等多种形式

(3)模拟试卷

三、相关选择题答案

第1章　绪论

第一节　医学遗传学概述

1. A　2. C　3. A　4. C

第二节　优生学概述

1. A　2. B　3. D　4. C　5. E　6. D

第2章　遗传学基础

第一节　遗传的分子基础

1. B　2. D　3. E　4. A　5. C　6. C　7. E　8. B　9. B　10. C　11. C　12. A　13. D
14. B　15. C　16. B　17. B　18. D　19. D　20. C　21. C　22. C　23. E　24. C　25. B　26. D
27. D　28. D　29. D　30. B　31. C　32. C　33. C　34. A　35. A　36. E

第二节　遗传的细胞学基础

1. C　2. B　3. B　4. D　5. C　6. B　7. D　8. A　9. C　10. C　11. B　12. A　13. C
14. C　15. A　16. D　17. D　18. D　19. E　20. D　21. A　22. E　23. D　24. E　25. E　26. B
27. A　28. C

第三节　遗传的基本规律

1. C　2. C　3. B　4. B　5. C　6. C　7. B　8. D　9. D　10. B　11. E　12. B　13. A
14. C　15. A　16. C　17. A　18. C　19. B　20. D　21. D　22. C　23. C　24. D　25. D　26. C
27. A　28. B　29. D　30. B　31. A　32. A　33. A　34. C

第 3 章 出生缺陷基础

第一节 出生缺陷概述

1. D 2. A 3. C 4. C

第二节 胚胎发育与出生缺陷的发生

1. A 2. E

第 4 章 遗传因素与优生

第一节 遗传病概述

1. A 2. A 3. A 4. D 5. C

第二节 染色体病

1. D 2. A 3. D 4. E 5. E 6. D 7. C 8. D 9. C 10. B 11. C 12. D 13. C
14. A 15. B 16. D 17. D 18. C 19. B 20. C 21. C 22. C 23. C 24. B 25. B 26. E
27. C 28. C 29. E 30. C 31. C 32. B 33. B 34. B 35. E 36. A 37. D 38. C 39. A
40. D 41. C 42. D 43. E 44. A 45. D 46. A 47. E 48. D 49. E 50. B 51. D 52. C

第三节 单基因遗传病

1. B 2. C 3. D 4. B 5. A 6. D 7. C 8. E 9. C 10. B 11. A 12. B 13. B
14. C 15. B 16. C 17. C 18. D 19. A 20. D 21. D 22. D 23. E 24. D 25. D
26. E 27. A 28. A 29. A 30. E

第四节 多基因遗传病

1. B 2. D 3. A 4. E 5. D 6. E 7. C 8. B 9. D 10. E 11. A 12. D 13. E
14. A 15. E

第五节 遗传病的诊断、防治与遗传咨询

1. C 2. C 3. B 4. B 5. C 6. E 7. A 8. A 9. B 10. C 11. A 12. C 13. E
14. D 15. C 16. D 17. B 18. B 19. D 20. B 21. B 22. D 23. D 24. A 25. D

第 5 章 环境因素与优生

第二节 环境理化因素

1. B 2. C 3. B 4. D

第三节 药物因素

1. E 2. D 3. E 4. D 5. D 6. B 7. B 8. B 9. C 10. A

第四节 营养因素

1. C 2. A 3. B 4. C 5. B 6. A 7. B 8. B 9. A 10. B 11. C 12. A

第五节 感染性疾病

1. A 2. B 3. C 4. C 5. A 6. E 7. E 8. C 9. E 10. B

第六节 母体疾病

1. A 2. E 3. A 4. A 5. B

第七节 不良嗜好

1. D 2. C 3. A 4. C

第6章　实现优生的重要途径——出生缺陷防治

第一节　出生缺陷防治概述

1. D　2. B　3. E

第二节　优生咨询

1. D　2. A　3. B　4. C　5. C　6. A　7. B　8. D

第三节　产前筛查与产前诊断

1. C　2. E　3. E　4. A　5. D　6. C　7. C　8. A　9. C　10. A　11. A　12. C　13. C
14. C　15. D　16. B　17. C　18. C　19. B　20. D　21. B　22. A

第四节　新生儿疾病筛查

1. C　2. E　3. E　4. D　5. B　6. B　7. A　8. D　9. A　10. D　11. B　12. C

实验报告　人类染色体核型分析报告单

姓名 ———— 班级 ———— 学号 ————

```
  1        2        3              4         5
            A                         B

  6    7    8    9    10   11   12
                C

  13   14   15            16   17   18
       D                       E

  19   20            21   22      性染色体
     F                  G
```

参 考 文 献

陈的华 . 2006. 医学生物学 . 南京:东南大学出版社 .

丁辉 . 2011. 出生缺陷诊治理论与实践 . 北京:中国协和医科大学出版社 .

丁显平 . 2011. 人类遗传与优生 . 2 版 . 成都:四川大学出版社 .

江帆 . 2009. 出生缺陷一级预防简明读本 . 北京:中国人口出版社 .

李光 . 2007. 医学遗传学要点提示与习题 . 北京:人民军医出版社 .

李光 . 2010. 医学遗传学 . 北京:人民军医出版社 .

李芝兰,薛红丽 . 2009. 出生缺陷干预指导手册 . 兰州:兰州大学出版社 .

罗纯,吴斌 . 2012. 医学遗传与优生 . 北京:化学工业出版社 .

罗桐秀 . 2008. 遗传病预防与优生 . 北京:金盾出版社 .

马明福,王应雄 . 2010. 出生缺陷预防与再生育 . 成都:四川大学出版社 .

马志敏 . 2008. 人类遗传与健康 . 昆明:云南大学出版社 .

潘元凯 . 2012. 遗传与优生学基础 . 北京:科学出版社 .

秦怀金,朱军 . 2013. 中国出生缺陷防治报告 . 北京:人民卫生出版社 .

宋小青 . 2014. 优生优育与母婴保健 . 北京:人民卫生出版社 .

陶芳标 . 2013. 出生缺陷环境病因及其可控性研究 . 合肥:合肥工业大学出版社 .

田廷科 . 2010. 遗传与优生学基础 . 北京:人民军医出版社 .

田廷科 . 2013. 医学遗传学 . 北京:中国中医药出版社 .

王雁 . 2003. 优生优育导论 . 北京:教育科学出版社 .

谢幸,苟文丽 . 2013. 妇产科学 . 北京:人民卫生出版社 .

杨保胜,郭化山 . 2011. 医学遗传与优生 . 北京:人民军医出版社 .

杨克敌 . 2007. 环境优生学 . 北京:人民卫生出版社 .

张丽华 . 2005. 医学遗传学基础 . 北京:高等教育出版社 .

中国营养学会 . 2008. 中国居民膳食指南 . 拉萨:西藏人民出版社 .

钟守林 . 2010. 医学遗传学 . 北京:高等教育出版社 .

周德华 . 2007. 遗传与优生学基础 . 2 版 . 北京:人民卫生出版社 .